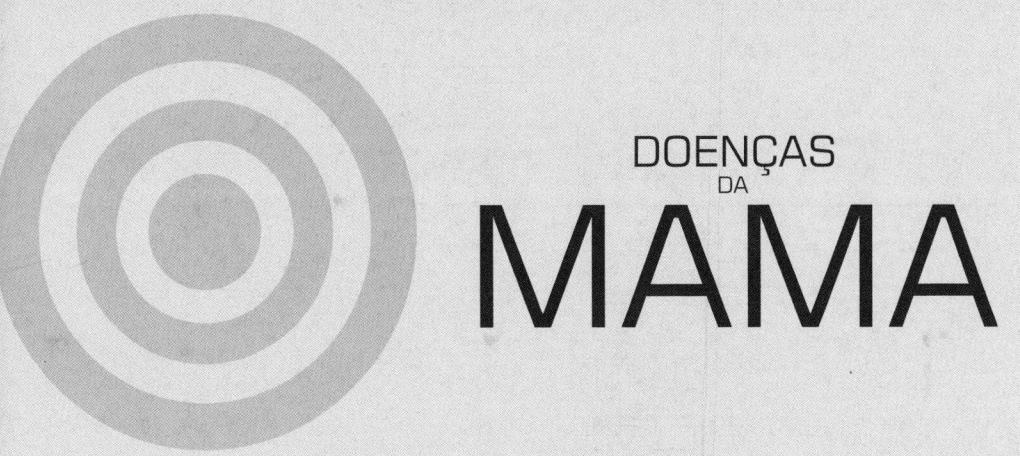

DOENÇAS DA MAMA

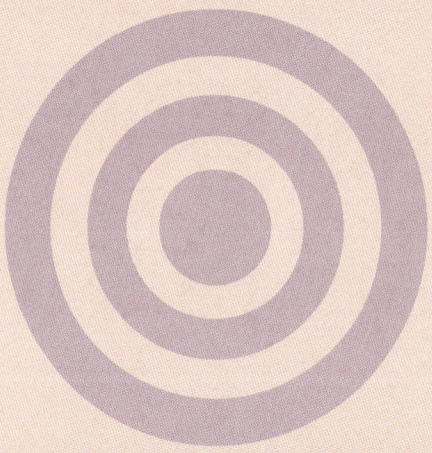

Adriana Marinho Pereira Dapont

Gerente de Assistência à Saúde do Centro de Controle Oncológico do Estado do Acre (CECON)/Secretaria de Saúde do Estado do Acre (SESACRE)
Residência Médica em Obstetrícia e Ginecologia pela Fundação Hospital Estadual do Acre (FUNDHACRE) e pela Universidade Federal do Amazonas (UFAM)
Especialização em Ginecologia e Obstetrícia (TEGO)
Representante da Sociedade Brasileira de Mastologia (SBM) no Estado do Acre
Atualização em Mastologia Oncológica pelo Instituto Nacional de Câncer (INCA)
Preceptoria do Programa de Residência Médica em Obstetrícia e Ginecologia da Fundação Hospital Estadual do Acre (FUNDHACRE)
Professora Colaboradora da Faculdade de Medicina da Universidade Federal do Acre

Coautores

Síglia Sousa de França

Gerente Geral do Centro de Controle Oncológico do Estado do Acre (CECON)/Secretaria de Saúde do Estado do Acre (SESACRE)
Residência Médica em Obstetrícia e Ginecologia do Hospital Odair Pedroso, SP
Mestrado em Medicina da Saúde pela Universidade Federal da Bahia e Governo do Acre
Preceptoria do Programa de Residência Médica em Obstetrícia e Ginecologia da Fundação Hospital Estadual do Acre (FUNDHACRE)
Professora Titular da Faculdade de Medicina da Universidade Federal do Acre (UFAC)

Daniel Alvarenga Fernandes

Médico-Assistente da Secretaria de Saúde do Estado do Acre (SESACRE)
Linhas de Pesquisa/Áreas de Atuação: Saúde Pública, Imaginologia
Autor de "Correlação entre as alterações suspeitas e altamente suspeitas da classificação BI-RADS da mamografia e o diagnóstico definitivo de câncer de mama no serviço de mamografia do Sistema Público de Saúde do Estado do Acre"

Adriana Marinho Pereira Dapont
Síglia Sousa de França
Daniel Alvarenga Fernandes

DOENÇAS
DA
MAMA

Manual Prático de Diagnóstico

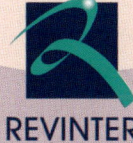

REVINTER

Doenças da Mama – Manual Prático de Diagnóstico
Copyright © 2010 by Livraria e Editora Revinter Ltda.

ISBN 978-85-372-0301-9

Todos os direitos reservados.
É expressamente proibida a reprodução
deste livro, no seu todo ou em parte,
por quaisquer meios, sem o consentimento
por escrito da Editora.

Contato com os autores:
ADRIANA MARINHO PEREIRA DAPONT
amarinhop@yahoo.com.br

SÍGLIA SOUSA DE FRANÇA
siglia.franca@gmail.com

DANIEL ALVARENGA FERNANDES
daniel_alvafer@yahoo.com.br

CIP-BRASIL. CATALOGAÇÃO-NA-FONTE
SINDICATO NACIONAL DOS EDITORES DE LIVROS, RJ

D222d

Dapont, Adriana Marinho Pereira
    Doenças da mama : manual prático de diagnóstico / Adriana Marinho Pereira Dapont, Síglia Sousa de França, Daniel Alvarenga Fernandes. - Rio de Janeiro : Revinter, 2010.
    il.

    Inclui índice e bibliografia
    ISBN 978-85-372-0301-9

    1. Mamas - Doenças - Diagnóstico. 2. Mamas - Doenças - Manuais, guias, etc. I. França, Síglia Souza de. II. Fernandes, Daniel Alvarenga. III. Título.

09-5172.   CDD: 618.19
                CDU: 618.19

A precisão das indicações, as reações adversas e as relações de dosagem para as drogas citadas nesta obra podem sofrer alterações.
Solicitamos que o leitor reveja a farmacologia dos medicamentos aqui mencionados.
A responsabilidade civil e criminal, perante terceiros e perante a Editora Revinter, sobre o conteúdo total desta obra, incluindo as ilustrações e autorizações/créditos correspondentes, é do(s) autor(es) da mesma.

Livraria e Editora REVINTER Ltda.
Rua do Matoso, 170 – Tijuca
20270-135 – Rio de Janeiro – RJ
Tel.: (21) 2563-9700 – Fax: (21) 2563-9701
livraria@revinter.com.br – www.revinter.com.br

Dedicatória

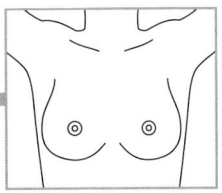

Aos meus queridos pais, Manoel e Lúcia, que sempre me incentivaram na busca pelo conhecimento.

Ao meu esposo, Eleandro, pelo apoio proporcionado na realização desta obra.

Aos meus irmãos, Andréa e Michael, pelo companheirismo nas horas difíceis.

Às mulheres acreanas que lutam contra o câncer de mama, pela coragem e determinação.

A todos os residentes de Obstetrícia, Ginecologia e Mastologia, que possam ter neste manual um suporte para os anos de aprendizado.

AGRADECIMENTOS

*A Deus, pelo seu imenso amor...
que entregou seu único Filho, Jesus Cristo,
para salvar a humanidade.
Ele que é a fonte da minha inspiração.*

Prefácio

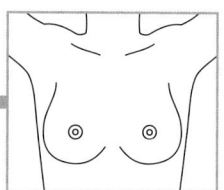

Quarenta casos novos de câncer de mama no Estado do Acre foi o que previu o Instituto Nacional de Câncer para o ano de 2009. Devido ao maior conhecimento da população em realizar mamografia, observou-se neste estado o aumento do diagnóstico em câncer de mama e, com isto, a necessidade de falar uma só linguagem no que diz respeito ao diagnóstico de lesões mamárias. A intenção foi escrever um manual conciso, de busca rápida, com os principais tópicos de assistência, sempre dentro das orientações do Instituto Nacional de Câncer e da Sociedade Brasileira de Mastologia, para servir como guia aos estudantes, residentes e médicos em geral na abordagem dos principais sinais e sintomas das doenças mamárias.

Adriana Marinho Pereira Dapont

Lista de Abreviaturas e Siglas

AFBM = alteração funcional benigna da mama
β-HCG = fração beta do hormônio
BI-RADS® =*Breast Imaging Reporting and Data System*
BRCA1 = gene de transmissão hereditária
BRCA2 = gene de transmissão hereditária
CACON = Centro de Alta Complexidade do Acre
CDIS = carcinoma ductal *in situ*
CECON = Centro de Controle Oncológico do Acre
CLIS = carcinoma lobular *in situ*
CMI = câncer de mama invasor
ECG = eletrocardiograma
ECM = exame clínico das mamas
FUNDHACRE = Fundação Hospital Estadual do Acre
GnRH = hormônio liberador de gonadotrofinas
HDA = hiperplasia ductal atípica
HLA = hiperplasia lobular atípica
INCA = Instituto Nacional de Câncer
MMG = mamografia
MOL = molecular
MPO = marcação pré-operatória
OMS = Organização Mundial da Saúde
PAAF = punção aspirativa por agulha fina
PAG = punção por agulha grossa
PET = tomografia por emissão de pósitrons
RM = ressonância magnética
RR = risco relativo
RX = raios X
TAP = tempo de tromboplastina parcial ativado
TC = tomografia computadorizada
TNM = sistema de classificação de câncer
TRH = terapia de reposição hormonal
UICC = União Internacional contra o Câncer
USG = ultrassonografia

Sumário

Capítulo 1
ANATOMIA DA MAMA 1
    Drenagem Linfática 4
    Irrigação Arterial 5

Capítulo 2
ANOMALIAS DO DESENVOLVIMENTO MAMÁRIO 7

Capítulo 3
DIAGNÓSTICO NA PATOLOGIA MAMÁRIA – CLÍNICO E POR IMAGEM 11
    Diagnóstico Clínico..................................... 11
    Diagnóstico por Imagem................................ 12

Capítulo 4
PROCEDIMENTOS INVASIVOS DA MAMA 19
    Punção Aspirativa por Agulha Fina (PAAF) 19
    Punção por Agulha Grossa (Core-Biopsy) 22
    Mamotomia.. 23

Capítulo 5
CONDUTA NA PATOLOGIA BENIGNA DA MAMA 25
    Alteração Funcional Benigna da Mama – AFBM 25
    Derrame Papilar....................................... 26
    Mastites.. 27
    Nódulos Palpáveis – Tumores Benignos 28
    Lesões não Palpáveis 30

Capítulo 6
LESÕES DE ALTO RISCO E CARCINOMA *IN SITU* 31

Capítulo 7
DETECÇÃO PRECOCE. 35
    Exame Clínico das Mamas. 35
    Mamografia. 35
    Exame Clínico das Mamas e Mamografia Anual 35

Capítulo 8
PACIENTE DE ALTO RISCO. 43
    Modelos para Avaliar o Risco. 43

Capítulo 9
PRÉ-OPERATÓRIO E EXAMES DE ESTADIAMENTO 45

Anexo I
CLASSIFICAÇÃO TNM CLÍNICA, UICC, 6. ED., 2003 49
    Classificação por Estádios 50
    Estadiamento Patológico. 50

Anexo II
CLASSIFICAÇÃO HISTOLÓGICA DO CÂNCER DE MAMA PROPOSTA PELA OMS . . 53

Anexo III
TERMOS DE CONSENTIMENTO. 55
    Termo de Consentimento Pós-Informado para Punção-Biópsia de
    Mama com Agulha Fina 56
    Termo de Consentimento Pós-Informado para Biópsia de
    Fragmentos *(Core-Biopsy)* 57
    Termo de Consentimento Pós-Informado para Biópsia de
    Linfonodo Sentinela 58
    Revogação do Consentimento 60
    Termo de Consentimento Pós-Informado para Extirpação de
    Tumor ou Adenoma de Mama 61
    Termo de Consentimento Pós-Informado para Exérese de
    Lesão não Palpável da Mama por Agulhamento ou ROLL. 63
    Termo de Consentimento Pós-Informado para
    Cirurgia Conservadora da Mama 65
    Termo de Consentimento Pós-Informado para
    Mastectomia Radical 67

Anexo Iv
FICHAS E REQUISIÇÕES DE EXAMES PADRONIZADOS PELO INCA 69
    Ficha Clínica Ambulatorial de Mastologia. 69
    Requisição de Exame Mamográfico 74
    Requisição de Exame Citopatológico da Mama. 78
    Requisição de Exame Histopatológico da Mama 80

BIBLIOGRAFIA 83
ÍNDICE REMISSIVO 87

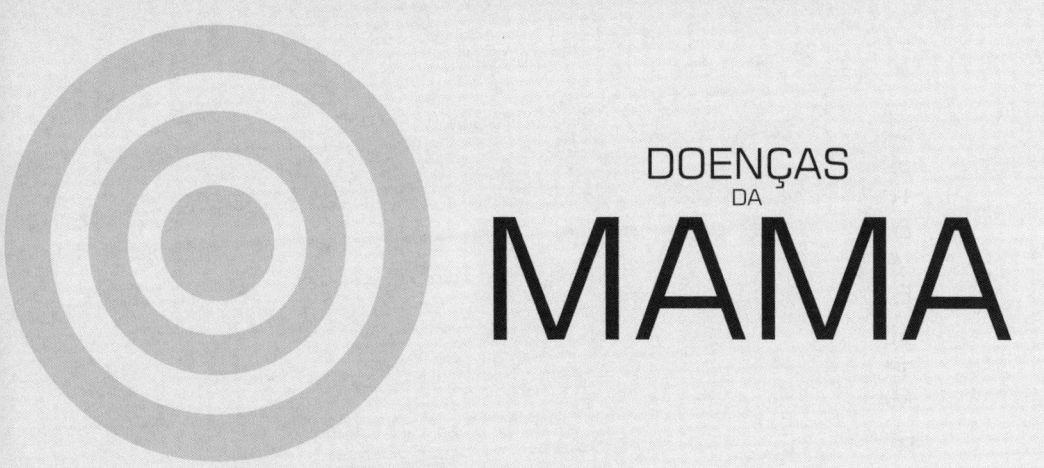

DOENÇAS DA MAMA

Capítulo 1

ANATOMIA DA MAMA

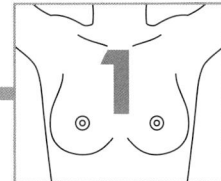

A mama localiza-se na parede anterior do tórax, de tamanho variável entre 10-12 cm e de espessura central entre 5-7 cm.

Repousa sobre as fáscias de peitoral maior, serrátil anterior, oblíquo externo e bainha do reto abdominal.

A região central contém o complexo areolopapilar, que compreende duas estruturas: a aréola e a papila.

O corpo glandular apresenta dois sistemas:

1. Ductal.
2. Lobular.

Entremeados por tecido adiposo e conjuntivo de sustentação.

Limites topográficos da mama:

- *Superior:* segundo arco costal.
- *Inferior:* sexto arco costal.
- *Medial:* borda do esterno.
- *Lateral:* linha axilar anterior.

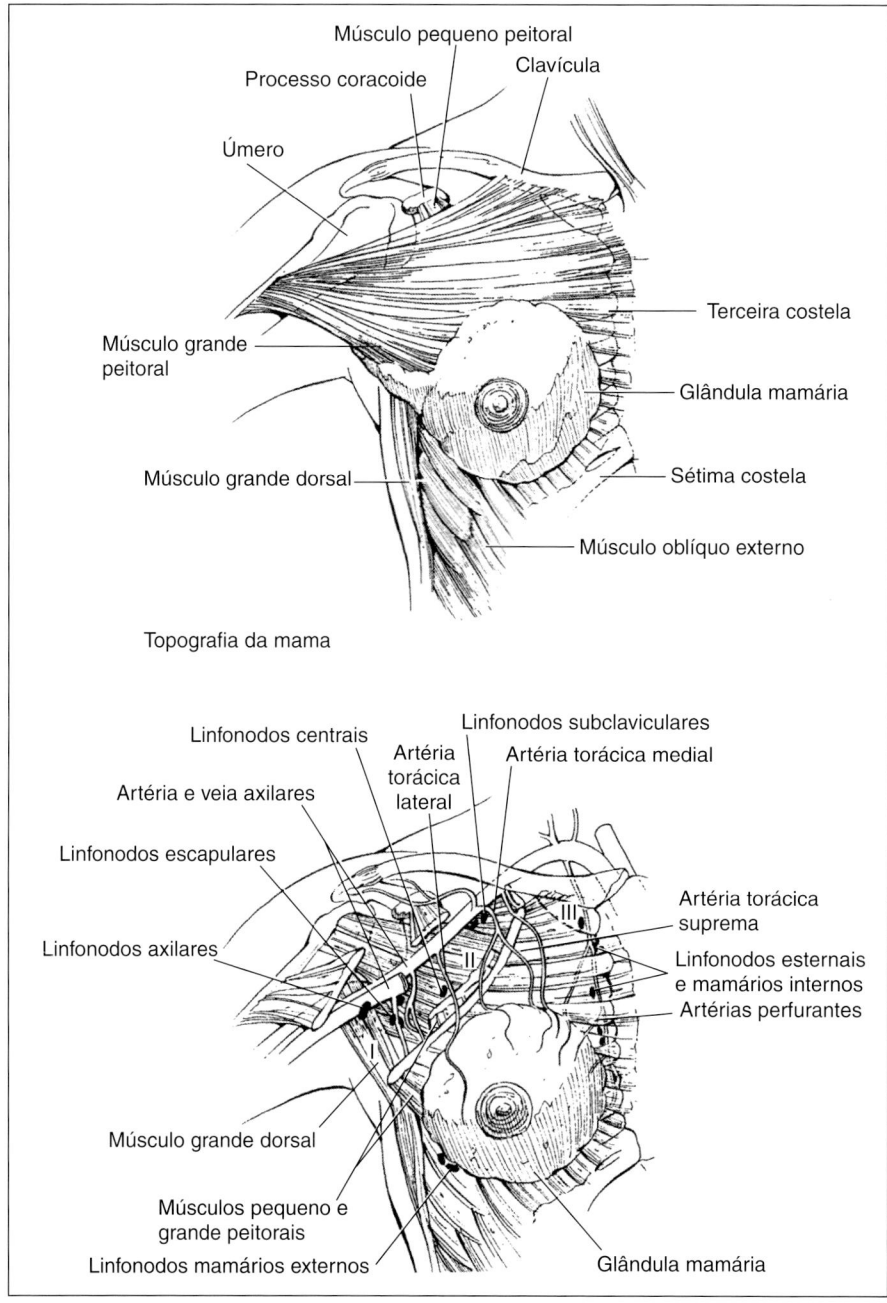

Fig. 1-1. Anatomia da mama. Músculos e vasos.

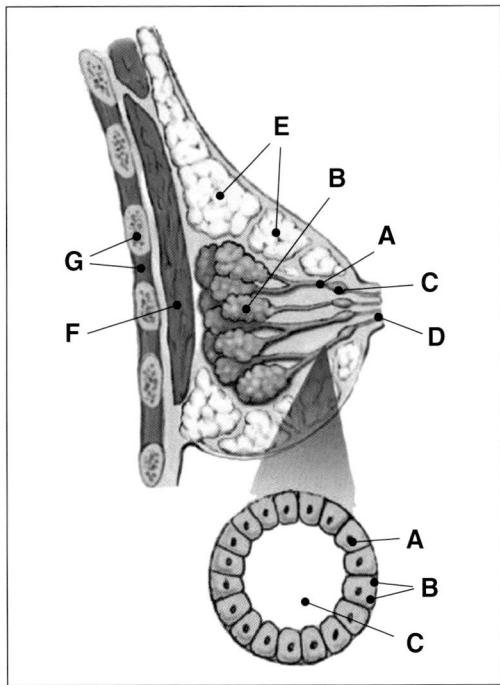

Fig. 1-2. Anatomia da mama.
A = ductos; B = lóbulos; C = ducto dilatado; D = mamilo; E = gordura; F = músculo peitoral maior; G = parede torácica.
Detalhe: A = célula ductal normal; **B** = membrana basal; **C** = luz (centro do ducto).

Quadro 1-1 Principais músculos da região mamária

Músculo	Origem		Inserção	Inervação	Movimentos
Grande peitoral (3 feixes)	Clavicular	Clavícula	Crista grande do tubérculo do úmero	Nervos peitorais medial e lateral	Flexão, adução, rotação medial do braço
	Esternocostal	Esterno e sete primeiras cartilagens costais			
	Abdominal	Bainha do músculo reto abdominal			
Pequeno peitoral	3ª/4ª/5ª costelas		Processo coracoide da escápula	Peitoral medial	Abaixar o ombro

Continua

Quadro 1-1 Principais músculos da região mamária *(Cont.)*

Músculo	Origem	Inserção	Inervação	Movimentos
Serrátil anterior	Digitações a partir das oito primeiras costelas	Margem vertebral da escápula	Torácico longo	Estabiliza escápula junto ao tórax
Grande dorsal	Processo espinhoso e ligamentos supraespinhosos das 7 últimas vértebras torácicas, 5 lombares, do sacro, crista ilíaca e 4 últimas costelas	Fossa bicipital do úmero	Toracodorsal	Adutor, extensor. Ajuda a fixar a escápula ao tórax; acessório da respiração
Subescapular	Face anterior da escápula	Colo do úmero	Subescapulares superior e inferior	Rotação medial, flexão, extensão, abdução e adução do braço. Estabiliza o úmero na fossa glenoide

DRENAGEM LINFÁTICA

A axila recebe 97% da linfa. Existem dois sistemas: superficial (Sappey) e profundo. O sistema de Sappey drena o corpo glandular para a região axilar. Os 20% posteriores drenam para a torácica interna (2º ou 3º espaços intercostais).

Entretanto, cirurgicamente, utiliza-se a classificação em níveis:

- *Nível I:* linfonodos que se situam abaixo da margem lateral do músculo pequeno peitoral.
- *Nível II:* linfonodos que se situam atrás ou posterior ao pequeno peitoral.
- *Nível III:* linfonodos que se situam medialmente ou acima da margem medial do pequeno peitoral.

Rotter: interpeitorais, ao longo do nervo peitoral lateral.

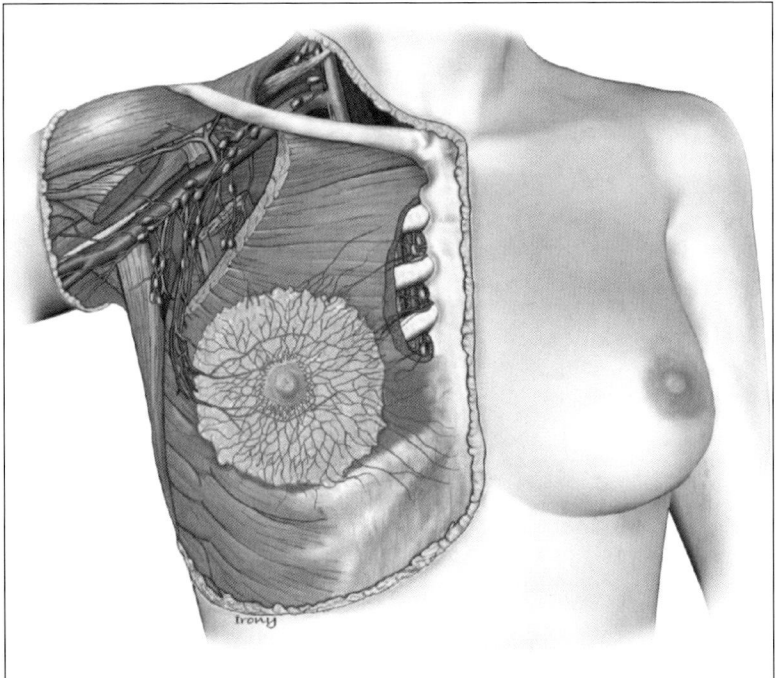

Fig. 1-3. Drenagem linfática da mama.

IRRIGAÇÃO ARTERIAL

- Em 60% da mama (principalmente medial e central): perfurantes anteriores da torácica interna.
- Em 30% (principalmente quadrante superior externo): torácica lateral.
- Ramos intercostais (ramos da aorta).
- Ramo peitoral da toracoacromial, artéria subescapular, artéria toracodorsal.
- Veias acompanham as artérias de mesmo nome.

Capítulo 2

ANOMALIAS DO DESENVOLVIMENTO MAMÁRIO

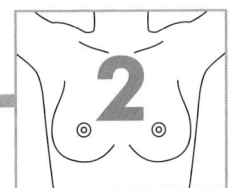

1. **Amastia:** ausência de mama e complexo areolopapilar.
2. **Amazia:** ausência de mama, com presença de complexo areolopapilar.
3. **Hipomastia/hipotrofia/hipoplasia:** desenvolvimento incompleto da mama.
4. **Sinmastia:** confluência das mamas.
5. **Atelia:** ausência de complexo areolopapilar.
6. **Politelia:** presença de mais de 2 mamilos (Fig. 2-1).
7. **Polimastia:** presença de mais de 2 mamas (Fig. 2-2).
8. **Síndrome de Poland:** conjunto de alterações congênitas restritas à parede torácica com diferentes graus de hipoplasia mamária e amastia (Fig. 2-3).
9. **Hipomastia:** desenvolvimento incompleto da mama.
10. **Hipertrofia/gigantomastia:** mamas de grande volume, por distúrbios nos receptores de estrogênio e progesterona.
11. **Ginecomastia:** crescimento benigno do tecido glandular da mama masculina.
12. **Telarca precoce:** anomalia transitória do desenvolvimento mamário na ausência de outros caracteres sexuais, em meninas com menos de 8 anos de idade, na maioria dos casos com regressão espontânea.

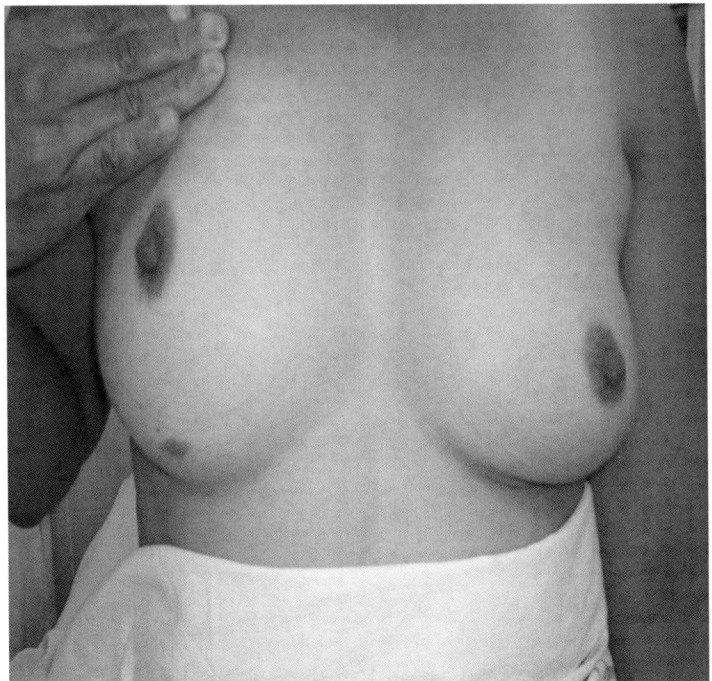
Fig. 2-1. Politelia.

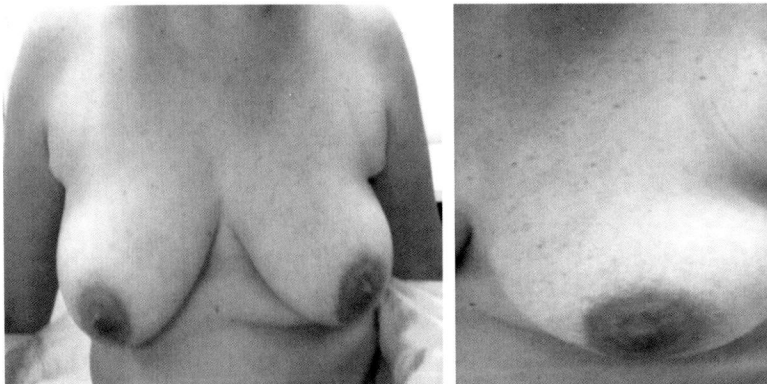
Fig. 2-2. Polimastia.

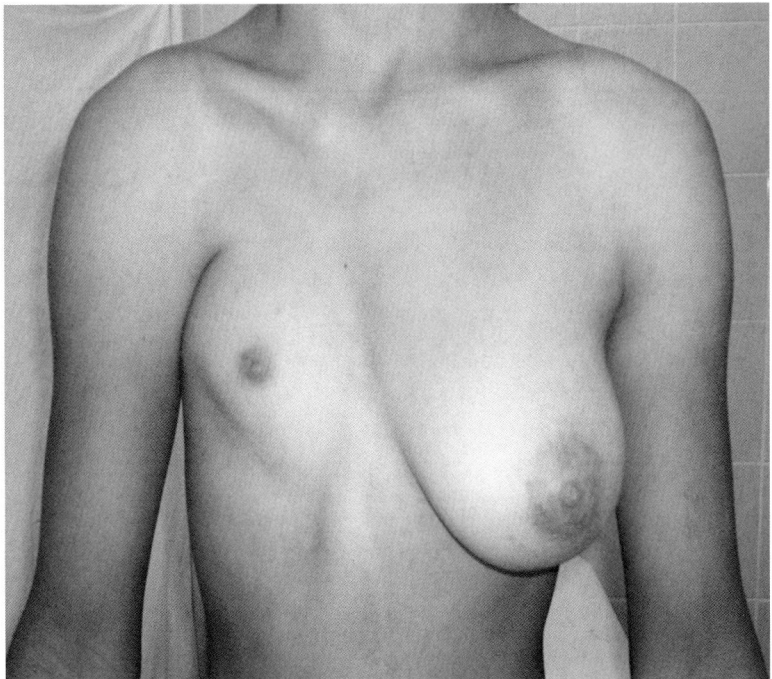

Fig. 2-3. Síndrome de Poland.

Capítulo 3

Diagnóstico na Patologia Mamária – Clínico e por Imagem

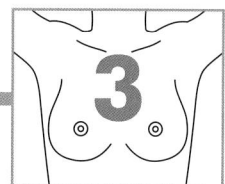

DIAGNÓSTICO CLÍNICO

Anamnese

Motivos da consulta: dor, nódulo, derrame, mamografia anormal e alto risco.
   Caracterizar os seguintes itens:
- Dor.
- Nódulo.
- Derrame.
- Antecedentes gineco-obstétricos.
- Antecedentes mastológicos.
- Antecedentes familiares (câncer de mama, útero e ovário).
- Perfil psicossocial (hábitos, alimentação).
- Fatores de risco.

Exame físico

Inspeção estática

Paciente com o tórax desnudo, em posição sentada, de frente para o examinador e com os braços em repouso. Observar:
- Volume, forma e simetria.
- Alterações da rede venosa, pele e complexo areolomamilar.
- Retrações e abaulamentos.
- Edema ou hiperemia.

Inspeção dinâmica

Paciente eleva os braços acima da cabeça ou repousa-os sobre esta.
   Pesquisar abaulamentos ou retrações.
   Repetir o exame com a paciente apertando os quadris, a fim de contrair os músculos peitorais.
   A inclinação do tronco para frente acentua os achados.

Palpação

- Das fossas supra e infraclaviculares, com a paciente ainda sentada.
- Das regiões axilares: deve ser feita com o braço da paciente apoiado no ombro do médico ou segurado por ele, a fim de relaxar a musculatura peitoral. O movimento de cima para baixo, exercendo suave pressão sobre a parede torácica, é o adequado para exploração da axila. Devem-se observar número, tamanho, consistência e mobilidade dos gânglios.
- Das mamas: é feita com a paciente deitada e as mãos atrás da cabeça. O examinador coloca-se do lado a ser palpado. A palpação superficial emprega as polpas digitais e os movimentos circulares no sentido horário e exercendo uma leve pressão. Procede-se à expressão radiada, com o objetivo de avaliar derrame papilar usando a ponta dos dedos, seguindo os diferentes raios para identificar o setor comprometido. Existem inúmeras fichas clínicas para relato dos sinais e sintomas mamários; no Anexo IV há um modelo, com modificações, para orientação e descrição dos achados.

DIAGNÓSTICO POR IMAGEM

Mamografia

Indicações

- Rastreamento.
- Em pacientes assintomáticas e de alto risco.
- Mama sintomática.
- Tumor clinicamente suspeito.
- Acompanhamento após cirurgia conservadora.
- Controle pós-punção.
- Orientação de biópsias.
- Planejamento cirúrgico.
- Cancerofobia.
- Pesquisa de sítio primário nos casos de carcinoma oculto.

   Taxa de falso-negativos: 3 a 16%.
   A mamografia é classificada de acordo com o BI-RADS®.
   Os achados mamográficos benignos são:

- Calcificações grosseiras
- Nódulos arredondados ou ovalados com contornos nítidos

   Os achados mamográficos malignos são divididos em:

A) Sinais primários:
   - Nódulo espiculado.
B) Sinais secundários:
   - Microcalcificações agrupadas, numerosas e pleomorfas.

- Densidade assimétrica.
- Proeminência do padrão ductal.
- Aumento difuso de densidade.
- Retração ou espessamento da pele.
- Inversão do mamilo.
- Assimetria vascular.
- Adenopatia axilar.

Quadro 3-1 Periodicidade ideal do rastreamento mamográfico

Idade (anos)	História familiar presente	História familiar ausente
< 35	–	–
35-39	Anual	Basal
40-50	Anual	Anual
> 50	Anual	Anual

Quadro 3-2 Categorias BI-RADS® American College of Radiology, 4. ed., 2003

Categoria	Interpretação	Risco de câncer	Condutas
0	Inconclusivo	13%*	Exame adicional (USG, magnificação ou compressão localizada) ou comparação com exames anteriores
1	Benigno	0,05%	Controle anual a partir dos 40 anos
2	Benigno	0,05%	Controle anual a partir dos 40 anos
3	Provavelmente benigno	Até 2%	Repetir em 6 meses (eventualmente, biópsia)
4 (A, B, C)	Suspeito	> 20%, sendo: A) 5% B) 25% C) 70%	Biópsia
5	Provavelmente maligno	> 75%	Biópsia
6	Lesão já biopsiada e diagnosticada como maligna, mas não retirada ou tratada	100%	

*Orel SG, Kay N, Reynolds C, Sullivan DC. *Radiology* 1999;211(3).

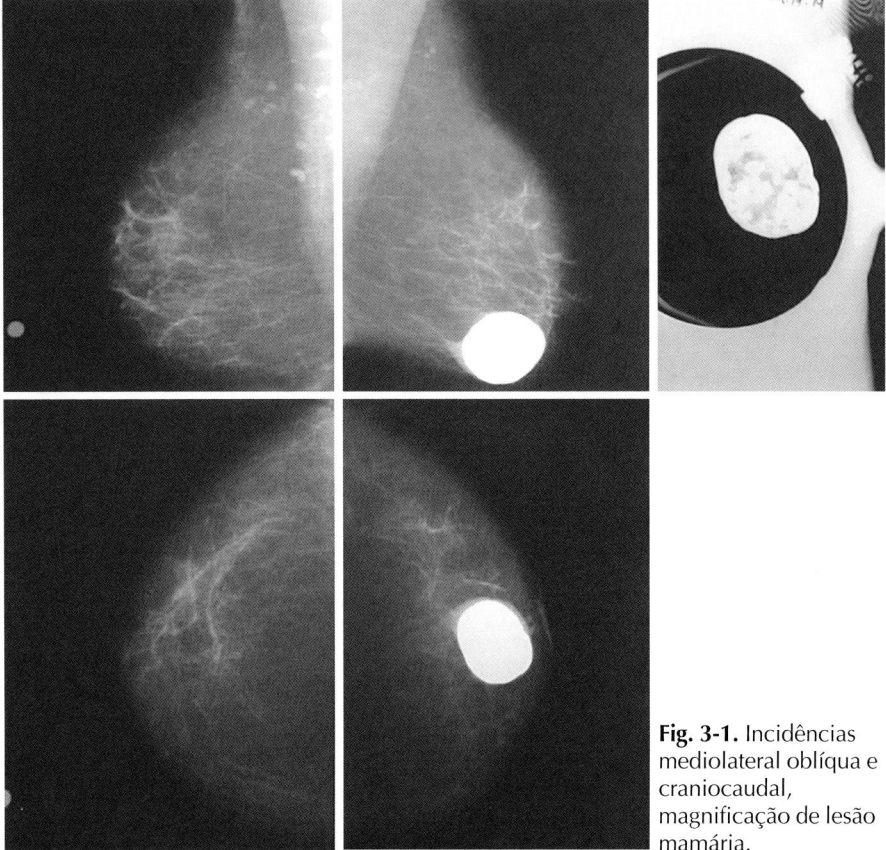

Fig. 3-1. Incidências mediolateral oblíqua e craniocaudal, magnificação de lesão mamária.

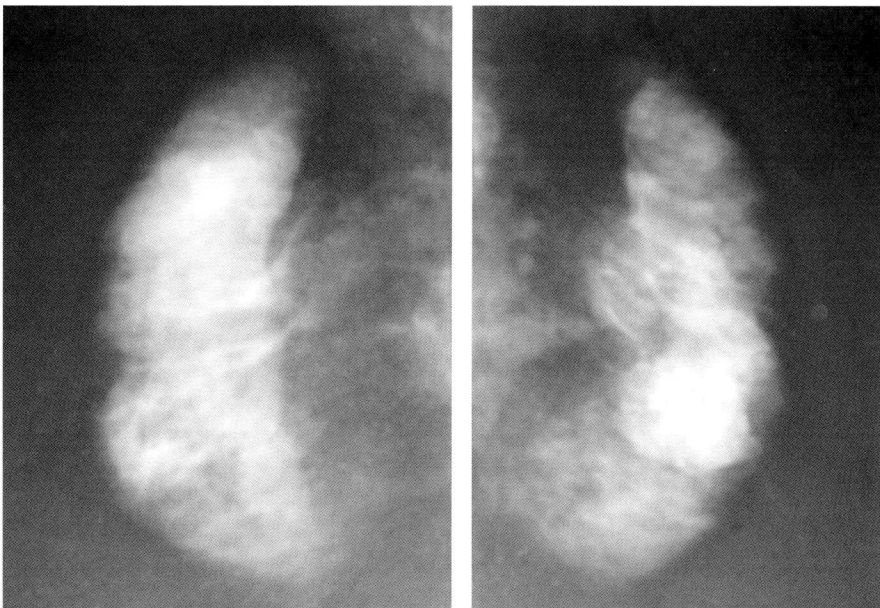

Fig. 3-2. Mamas densas à mamografia.

Mamografia digital

Ainda não superior em qualidade à MMG usual que utiliza filmes. Maior rendimento e capacidade diagnóstica em mulheres com menos de 50 anos e com mamas densas.

Vantagens

- Redução na repetição de imagens.
- Armazenamento digital.
- Transmissão digital e avaliação a distância.
- Otimização da imagem.

Ultrassonografia mamária

Indicações

- Diferenciação entre lesões sólidas e císticas.
- Complementação à mamografia.
- Avaliação de mamas densas.
- Detecção de lesões intracísticas.
- Punção e demarcação pré-operatória de lesões impalpáveis.
- Paciente jovem com nódulo palpável/mastalgia.

- Traumatismos/processos inflamatórios.
- Mama no ciclo gravidopuerperal.
- Estudo de implantes mamários.
- Avaliação pós-cirurgia (cicatriz/coleções líquidas).
- Avaliação de áreas palpáveis sem expressão mamográfica.
- *Second look* – após RM.
- Diferenciação entre lesões benignas e malignas.
- Nódulo na mamografia (palpável ou não palpável), que pode ser cístico/sólido.
- Assimetria focal de densidade, que pode representar parênquima mamário, lesão sólida ou cística.
- Guia para procedimentos invasivos.

Desvantagens e limitações
- Equipamento/operador-dependente.
- Avaliação de microcalcificações.
- Avaliação de distorção do parênquima.
- Diferenciação cisto/sólido em lesões com menos de 5 mm.
- Detecção de imagens nodulares em mamas adiposas.

Doppler em cores e power doppler em cores
- Diferenciação de benignidade e malignidade por meio da detecção e caracterização da neovascularização tumoral.
- Desvantagens: falso-negativos em tumores de baixo grau; falso-positivos em fibroadenomas.

Ressonância magnética

Indicações
- Mamas com prótese.
- Mamografia inconclusiva.
- Carcinoma oculto.
- Derrame papilar sem tumor identificado.
- Avaliação de quimioterapia neoadjuvante.
- Diagnóstico de multicentricidade.
- Avaliação de alteração mamográfica, suspeita visualizada em uma só incidência.
- As principais limitações da RM são: alto custo e resultados falso-positivos (processos inflamatórios).

PET/CT (tomografia por emissão de pósitrons)

Reúne informações anatômicas (Radiologia e Diagnóstico por Imagem) e funcionais (Medicina Nuclear). Útil no reestadiamento de pacientes com câncer de mama, avaliação da resposta à terapia já nos primeiros ciclos de tratamento (mudança de conduta) e em doença avançada e metastizada.

Cintilografia

Rastreamento e diagnóstico de metástases a distância, sobretudo implantes ósseos.

Capítulo 4

PROCEDIMENTOS INVASIVOS DA MAMA

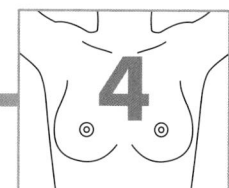

- Punção aspirativa (para cistos mamários).
- PAAF (punção aspirativa por agulha fina).
- *Core-biopsy* ou biópsia (punção) por agulha grossa.
- Mamotomia.

   Podem ser realizados por:

- Palpação.
- Ultrassonografia.
- Mamografia.
- Ressonância magnética.

PUNÇÃO ASPIRATIVA POR AGULHA FINA (PAAF)

Realizada em nódulos palpáveis e em lesões não palpáveis e guiada por ultrassonografia.

Material: Luvas.
   Iodofor ou álcool a 70% para antissepsia.
   Seringa de 10 ou 20 mL.
   Agulha fina: 25 × 8 ou 30 × 8.
   Lâminas: 4 unidades.
- Álcool a 95° para fixar as lâminas.

As lâminas são fixadas em álcool a 95° ou secas ao ar.

   A acurácia depende da habilidade do profissional que executa.
   O valor preditivo positivo é de 100%.
   A taxa de falso-negativos é de aproximadamente 10%.
   Desvantagens: material insatisfatório varia de 3 a 30%.

Técnica
- Explicação do método e termo de consentimento esclarecido.
- Antissepsia com iodofor ou álcool a 70°.
- Usar seringa de 10 ou 20 mL e agulha fina de 25 × 8 ou 30 × 8.
- Apreender o nódulo entre os dedos indicador e médio.
- Introduzir a agulha levemente oblíqua.
- Aspirar, movendo a agulha em várias direções, mantendo o vácuo.
- Desfazer o vácuo antes de retirar a agulha.
- Desconectar a agulha da seringa, enchê-la de ar, reconectar a agulha e avançar o êmbolo até que uma gotícula do aspirado seja depositada sobre a lâmina, já identificada.
- Fazer o esfregaço com outra lâmina, assim são obtidas duas lâminas com esfregaço.
- Repetir o procedimento obtendo-se quatro lâminas, que serão fixadas em álcool a 95°.

Segundo Berner *et al.*, 2003, PAAF é um valioso método de diagnóstico desde que exista avaliação imediata do material por um citologista experiente. Almeida *et al.*, em 1998, demonstraram este exame como altamente sensível e específico no diagnóstico diferencial de nódulos palpáveis, incentivando seu uso em nosso meio.

Em estudo de Kemp *et al.*, de 2001, a citologia é imperativa nos cistos complexos e, em lesões sólidas não palpáveis, é fundamental a correlação da citologia com os aspectos ultrassonográfico e mamográfico; havendo discordância, deve-se prosseguir com a investigação da lesão.

Complicações
- Hematoma.
- Ausência de células para diagnóstico.
- Infecção.
- Pneumotórax.

Capítulo 4 • Procedimentos Invasivos da Mama | 21

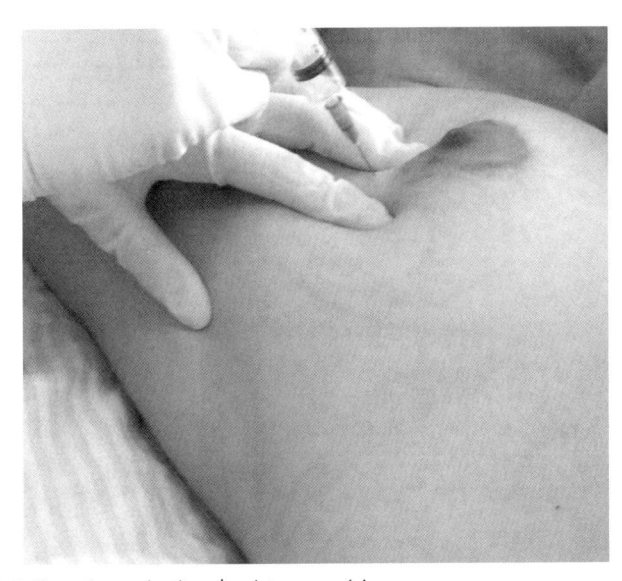

Fig. 4-1. Punção aspirativa de cisto mamário.

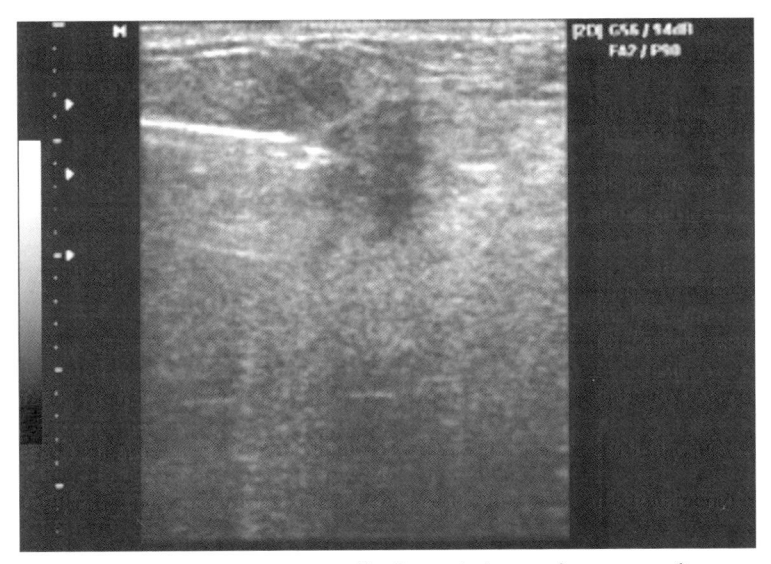

Fig. 4-2. Punção aspirativa por agulha fina guiada por ultrassonografia.

PUNÇÃO POR AGULHA GROSSA *(CORE-BIOPSY)*
- Requer habilidade manual.
- Maior custo operacional.
- Necessita de cuidados pré e pós-operatórios.

Material
- Luvas.
- Iodofor.
- Material de sutura (campo fenestrado, tesoura, porta-agulha etc.).
- Lidocaína a 1%.
- Agulha e seringa de insulina.
- Lâmina de bisturi nº 11.
- Pistola de *core-biopsy*.
- Agulha para colheita de fragmentos (12 g/14 g/18 g).
- Frasco com formol a 10%.
- Náilon 4-0.
- Material de curativo.

Técnica
- Explicação do método e termo de consentimento esclarecido.
- Antissepsia com iodofor ou álcool a 70°.
- Fazer pequeno botão anestésico com lidocaína a 1%, usando seringa de insulina.
- Realizar microincisão na pele com lâmina de bisturi nº 11.
- Adaptar a agulha à pistola travada, introduzindo-a através do orifício na pele, e afastar-se do tórax.
- Destravar a pistola e produzir o disparo, este tangencial ao tórax.
- Retirar o espécime da chanfradura e depositá-lo em recipiente com formol a 10%.
- Realizar outros disparos em várias direções utiliza-se entre 5 e 10 disparos.
- Se houver necessidade, realizar sutura do local com mononáilon 4-0.
- Curativo compressivo.
- Prescrever analgésico.

Complicações
- Hematoma.
- Pneumotórax.
- Reação vasovagal.
- Infecção.
- Alergia ao anestésico.
- Semeadura de células neoplásicas.

- Fístula láctea em mulheres em lactação.
- A *core-biopsy* é melhor que a PAAF no diagnóstico pré-operatório de lesões mamárias; entretanto, a combinação dos dois métodos resulta em uma melhor taxa de diagnóstico, de acordo com Lieske *et al.*, 2006.

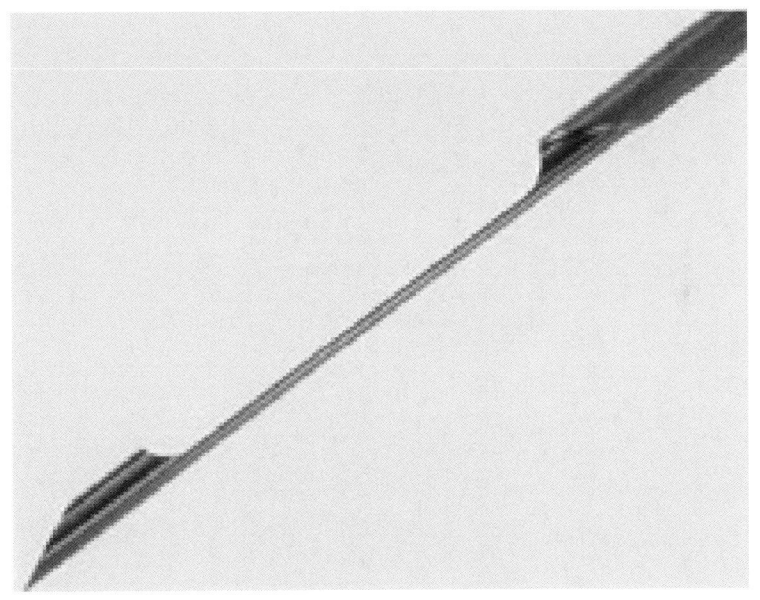

Fig. 4-3. Detalhe de agulha de *core-biopsy*.

MAMOTOMIA

Sistema de biópsia percutânea auxiliado por vácuo.

Indicações
- Biópsias de lesões mamárias palpáveis ou não palpáveis.
- Ressecção de lesões benignas pequenas que não ultrapassem 2 cm de diâmetro.

Desvantagens
- Alto custo das agulhas e do aparelho.
- A biópsia estereotáxica digital trouxe mais comodidade.
- Após resultado de malignidade, o procedimento cirúrgico deve ser realizado para amplitude das margens da lesão.

Complicações
- Equimose e hematomas.
- A mamotomia em relação à *core-biopsy* permanece de custo elevado, porém, expressa a vantagem de se obter várias amostras teciduais com uma única inserção de agulha e maior volume de tecido, além de ser um método seguro, segundo Ricci *et al.*, 2002.

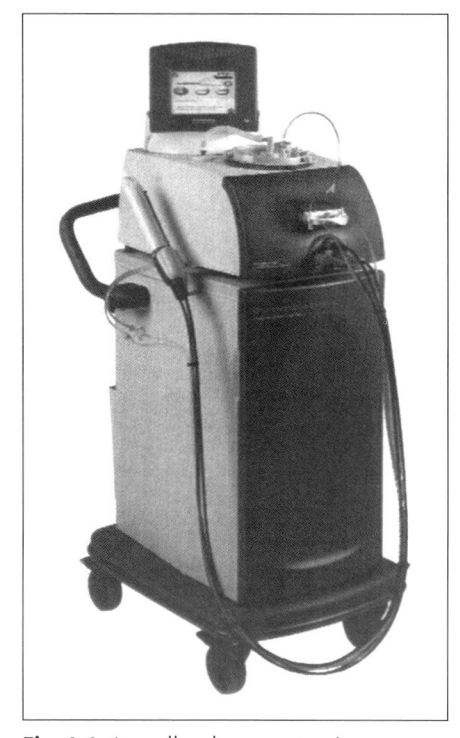

Fig. 4-4. Aparelho de mamotomia.

Em lesões subclínicas, podem-se utilizar também:
- *Estereotaxia:* fio-guia de Kopans ou de Homer guiado por mamografia ou ultrassonografia de mamas.
- ROLL *(Radioguided Ocult Lesion Localization):* técnica que identifica lesões não palpáveis com o auxílio de substância coloide radioativa.
- SNOLL *(Sentinel Node and Occult Lesion Localization):* último grande avanço da cirurgia radioguiada em mama, unindo em um só procedimento a pesquisa do linfonodo sentinela e do ROLL.

Capítulo 5

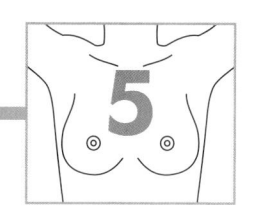

Conduta na Patologia Benigna da Mama

ALTERAÇÃO FUNCIONAL BENIGNA DA MAMA – AFBM

Representa condição clínica caracterizada por dor mamária e/ou espessamento, que comumente inicia na menacma, tende a apresentar reforço pré-menstrual e a desaparecer com a menopausa.

Anteriormente chamada doença fibromicrocística, displasia mamária ou mastopatia fibrocística.

Associada a fatores hormonais, emocionais e metabólicos.

Achados histopatológicos: cistos, metaplasia apócrina, hiperplasia epitelial leve sem atipias.

Dor mamária = mastodínea = mastalgia.

- *Cíclica (67%):* relacionada com ciclo menstrual, associada à fase lútea, que diminui com a menstruação, é bilateral, pode irradiar para axila e é um dos principais componentes da síndrome pré-menstrual.
- *Acíclica (20-25%):* ectasia ductal, câncer, tumores benignos, mastites da gravidez e lactação e doença de Mondor.
- *Extramamária (8-13%):* consequente a afecções que se irradiam para mamas, axilas até braços: síndrome de Tietze, radiculopatias cervicais, fratura de costelas e nevralgia intercostal, espondiloartrose vertebral.

Conduta

- Excluir malignidade (exame clínico, mamografia e ultrassonografia).
- Orientação verbal.
- Evitar uso de medicamentos, caso haja necessidade:

Tratamento medicamentoso

- Vitamina E 400 mg/dia.
- Anti-inflamatórios não esteroides tópicos.
- Tamoxifeno 10 mg/dia.

- Danazol 100-200 mg/dia.
- Ácido gamalinoleico 240 mg/dia (3 g de óleo de prímula).
- Antidopaminérgicos (bromocriptina 5 mg/dia; lisuride 200 mg/dia).
- Análogos GnRH (goserelina 3,6 mg/mês, SC; gestrinona 2,5 mg, 2 vezes/semana).

DERRAME PAPILAR

É um dos principais sintomas mamários. Representa 10% da queixa mamária. É a saída de secreção através do mamilo fora do ciclo gravidopueperal.

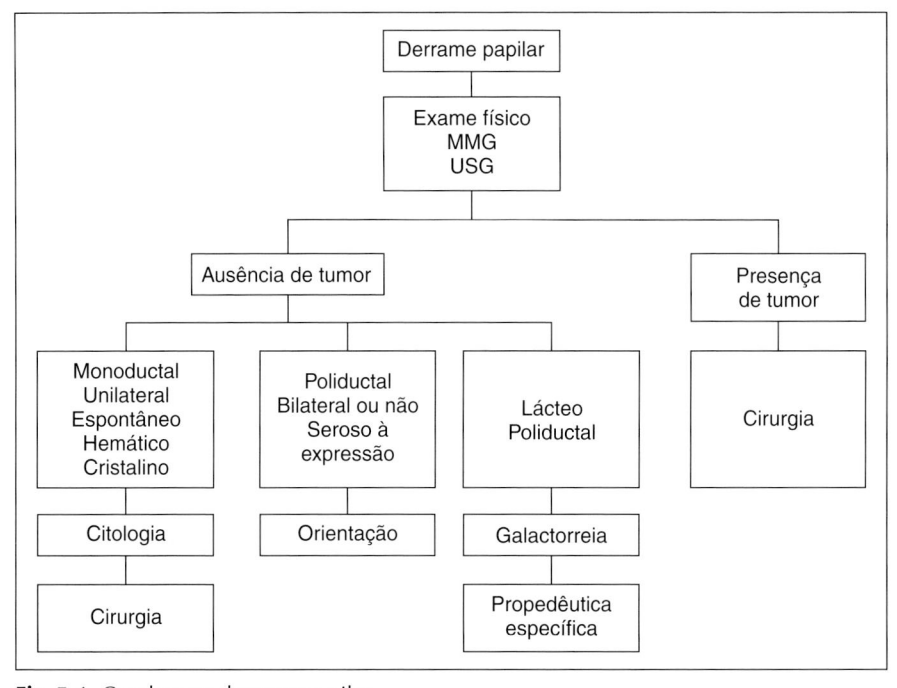

```
                        Derrame papilar
                              |
                        Exame físico
                           MMG
                           USG
              ┌───────────────┴───────────────┐
         Ausência de tumor              Presença de tumor
         ┌────────┬────────┐                   │
   Monoductal  Poliductal  Lácteo           Cirurgia
   Unilateral  Bilateral   Poliductal
   Espontâneo  ou não
   Hemático    Seroso à
   Cristalino  expressão
       │           │          │
   Citologia   Orientação  Galactorreia
       │                       │
   Cirurgia               Propedêutica
                          específica
```

Fig. 5-1. Conduta no derrame papilar.

MASTITES
Puerperal
Causada por *Staphylococcus aureus, epidermidis* ou espécies de *Streptococcus*. A paciente apresenta história de mamilo rachado ou queimadura de pele, que resulta na quebra dos mecanismos de defesa do organismo e aumento do número de bactérias sobre a pele. Utiliza-se amoxicilina/clavulanato ou eritromicina.

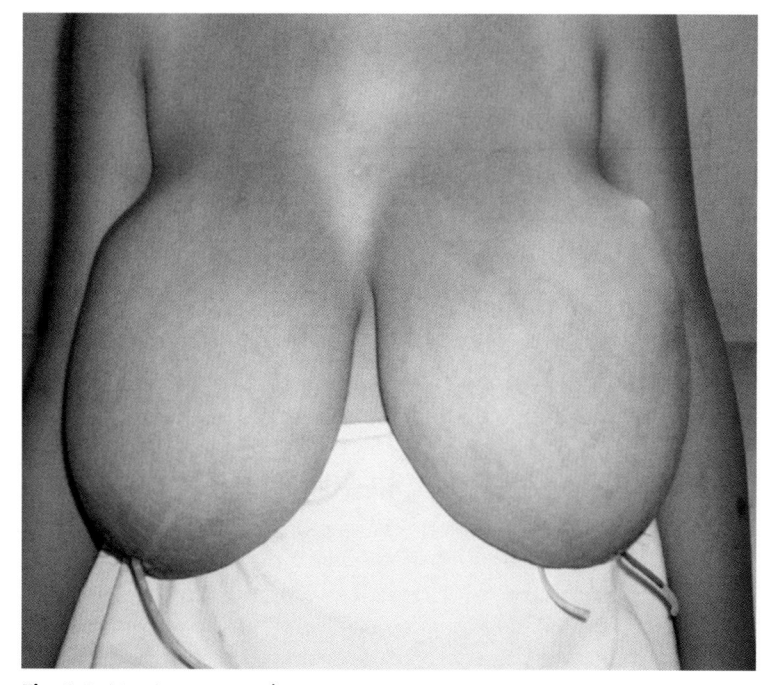

Fig. 5-2. Mastite puerperal.

Não puerperal

- *Ectasia ductal:* ocorre em pacientes de 40 anos, de evolução lenta e tendendo à retração mamilar, o que leva ao diagnóstico diferencial com o câncer de mama. Sintomas: secreção papilar espessa, dor, alterações inflamatórias locais. Recidiva com o evoluir da idade. Tratamento sintomático.
- *Necrose gordurosa:* reação pós-trauma ou cirurgia, caracterizada por sinais inflamatórios que, tardiamente, transformam-se em fibrose, formação de cisto oleoso ou calcificação. Tratamento sintomático.
- *Abscesso mamário não puerperal:* associado a um estado de doença preexistente como diabetes, artrite reumatoide, trauma ou tratamento com esteroides. O *S. aureus* é o responsável, além dos anaeróbios. Comuns nas mulheres pré-menopausadas. O tratamento é a incisão e a drenagem, utilizando amoxicilina/clavulanato ou eritromicina e metronidazol.
- *Tuberculose mamária:* a via de disseminação ocorre pela expansão linfática dos linfonodos. Apresentação clínica de abscesso agudo. O tratamento é a drenagem e a terapia antituberculosa.
- *Doença de Mondor:* tromboflebite da pele da mama, de início espontâneo, apresentando um cordão fibroso da veia envolvida. Tratamento sintomático.
- *Mastite granulomatosa:* de causa desconhecida, representada por granuloma não caseoso e microabscessos ou uma massa indistinguível do câncer de mama, afetando mulheres jovens e multíparas. Geralmente se resolve espontaneamente, sem precisar de tratamento específico.

NÓDULOS PALPÁVEIS – TUMORES BENIGNOS

Entre os nódulos palpáveis temos os cistos e os nódulos sólidos.

Não há indicação de tratamento específico para os cistos simples. Cistos palpáveis grandes, com desconforto para a paciente, poderão ser esvaziados por punção com agulha fina. Os cistos atípicos devem ser investigados. Os nódulos sólidos que precisam ser excisados são os que apresentam patologia hiperplasia ductal, hiperplasia lobular, carcinomas *in situ*, lesões papilíferas, adenose esclerosante, cicatriz radial e tumor filoides.

Capítulo 5 ◆ Conduta na Patologia Benigna da Mama | **29**

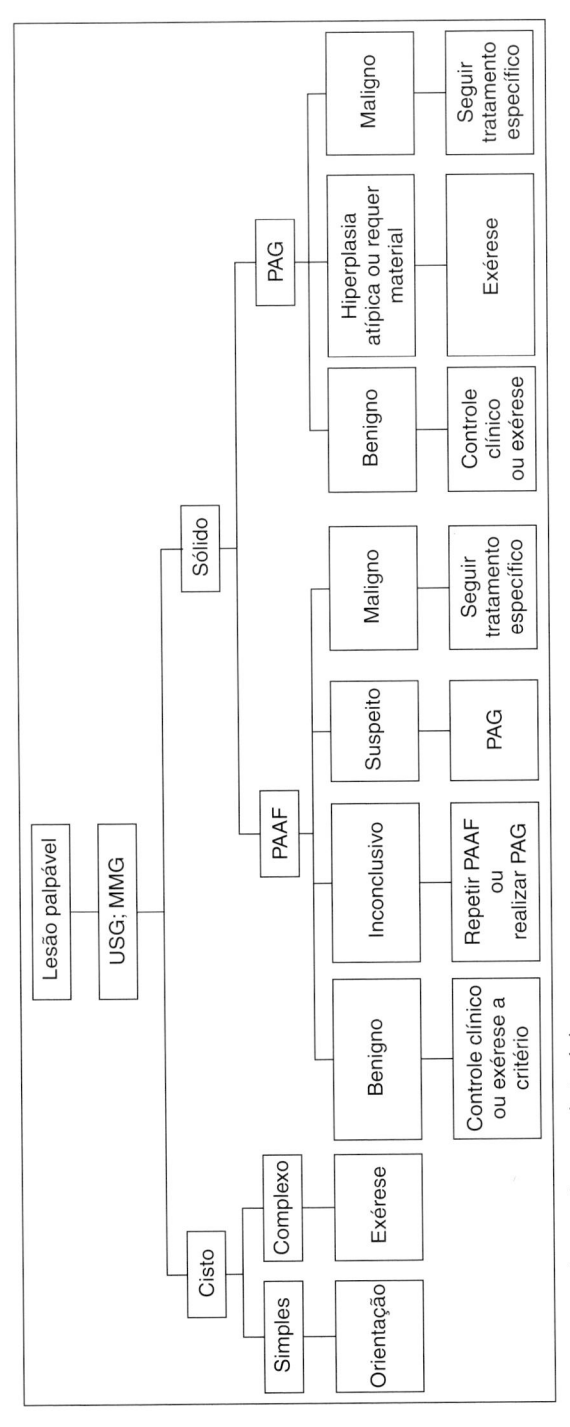

```
                          Lesão palpável
                                │
                          USG; MMG
                         ┌──────┴──────┐
                      Cisto          Sólido
                   ┌────┴────┐     ┌────┴────┐
               Simples   Complexo PAAF      PAG
                  │         │   ┌──┼──┐    ┌─┴─┐
            Orientação  Exérese │  │  │ Benigno Hiperplasia Maligno
                          Benigno Inconclusivo Suspeito Maligno     atípica ou requer
                             │        │         │       │            material
                      Controle   Repetir PAAF  PAG   Seguir          │
                      clínico         ou              tratamento  Controle  Exérese  Seguir
                      ou exérese a  realizar PAG      específico  clínico            tratamento
                      critério                                    ou exérese         específico
```

Fig. 5-3. Conduta na lesão palpável de mama.

LESÕES NÃO PALPÁVEIS

Essas lesões podem ser divididas em:

- Massas ou nódulos.
- Microcalcificações.
- Assimetrias focais.
- Neodensidades.

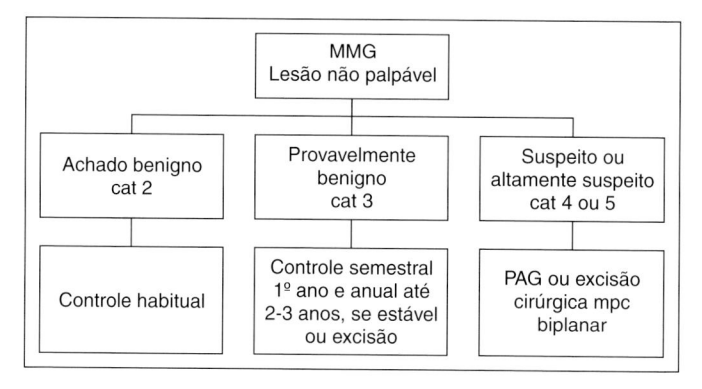

Fig. 5-4. Conduta na lesão não palpável detectada à mamografia.

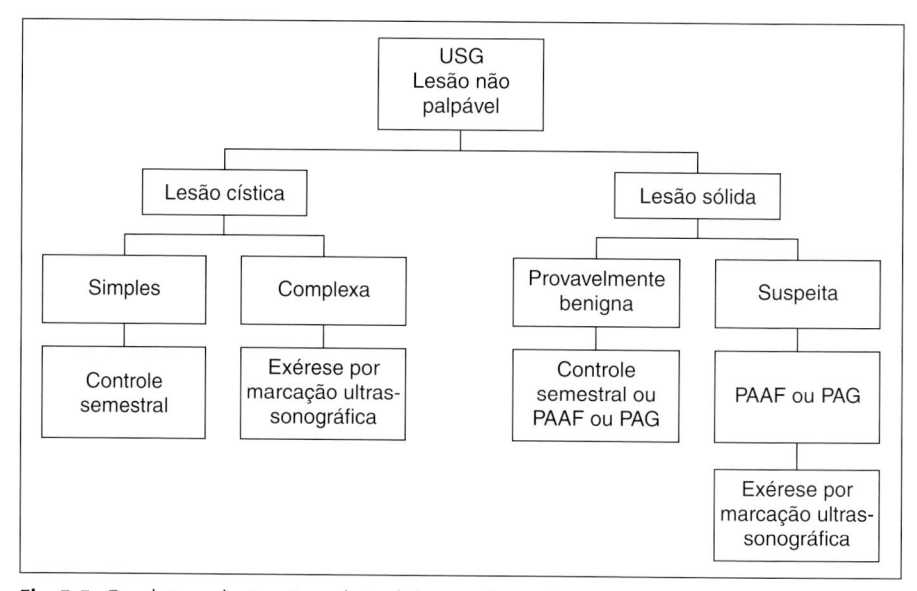

Fig. 5-5. Conduta na lesão não palpável detectada ao ultrassom.

Capítulo 6

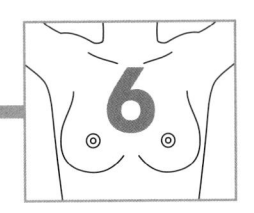

Lesões de Alto Risco e Carcinoma *in Situ*

As lesões proliferativas são todas aquelas que demonstram proliferação celular não carcinomatosa além do considerado discreto, podendo ser típica ou atípica, e apresentam risco relativo para desenvolver câncer de mama. São elas:

I. Sem atipias (RR 1,5-2,0):
- Hiperplasia ductal sem atipias, de moderada a acentuada.
- Papiloma ou papilomatose sem atipias: com componente epitelial.
- Adenose esclerosante.
- Fibroadenoma com alterações complexas.
- Cicatriz radial.

II. Com atipias (RR 4,0-5,0):
- Hiperplasia ductal atípica.
- Hiperplasia lobular atípica.

Carcinoma ductal *in situ* classificado de acordo com arquitetura histológica:
- Sólido, com ou sem necrose em padrão comedo.
- Cribriforme.
- Micropapilar.
- Papilar.
- Misto.

O risco de desenvolver câncer invasor é 10 vezes maior que o da população geral.

Fatores de recorrência local
- Grau nuclear.
- Presença de comedonecrose.
- Extensão da lesão.
- Margens comprometidas.

Quadro 6-1 Para o tratamento das lesões utiliza-se o índice prognóstico de Van Nuys

Escore	1	2	3
Tamanho (mm)	≤ 15	16-40	≥ 40
Margem (mm)	≥ 10	1-9	< 1
Classificação patológica	Baixo grau Sem necrose Grau nuclear 1 ou 2	Baixo grau Com necrose Grau nuclear 1 ou 2	Alto grau Com ou sem necrose Grau nuclear 3
Idade (anos)		40-60	< 40

Quadro 6-2 Diretrizes de tratamento prognóstico Van Nuys

4-6	Apenas excisão
7-9	Excisão + radioterapia
10-12	Mastectomia

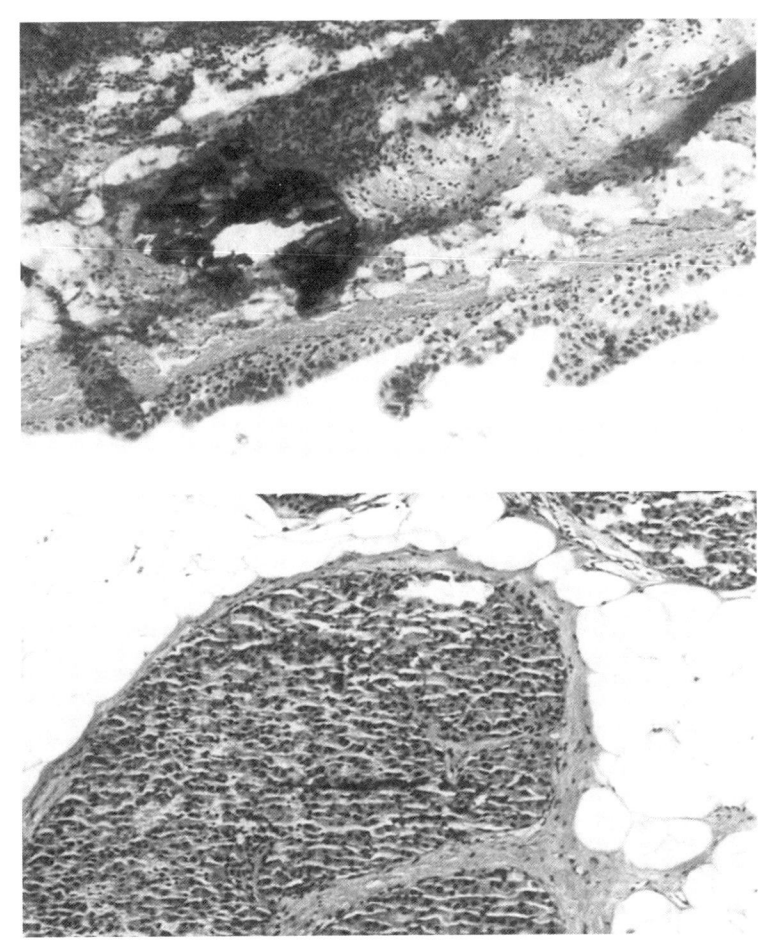

Fig. 6-1. Carcinoma ductal *in situ* de mama.

Capítulo 7

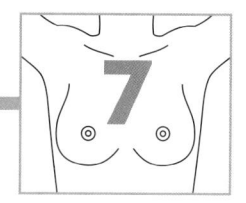

Detecção Precoce

Recomendações para o rastreamento mamográfico de mulheres assintomáticas.

EXAME CLÍNICO DAS MAMAS

Para todas as mulheres a partir dos 40 anos de idade, com periodicidade anual. Esse procedimento também é compreendido como parte do atendimento integral à saúde da mulher, devendo ser realizado em todas as consultas clínicas, independentemente da faixa etária.

MAMOGRAFIA

Para mulheres com idade entre 40 e 69 anos de idade, com intervalo máximo de 2 anos entre os exames.

> *A Lei 11.664, de 29/04/2008, estabelece que toda mulher, a partir dos 40 anos de idade, pode realizar mamografia anual como rastreamento.*

EXAME CLÍNICO DAS MAMAS E MAMOGRAFIA ANUAL

Para mulheres a partir de 35 anos de idade, pertencentes a grupos populacionais com risco elevado de desenvolver câncer de mama. São consideradas mulheres com risco elevado para o desenvolvimento do câncer de mama:

- Mulheres com história familiar de, pelo menos, um parente de primeiro grau (mãe, irmã ou filha) com diagnóstico de câncer de mama, abaixo dos 50 anos de idade.
- Mulheres com história familiar de, pelo menos, um parente de primeiro grau (mãe, irmã ou filha) com diagnóstico de câncer de mama bilateral ou câncer de ovário, em qualquer faixa etária.

- Mulheres com história familiar de câncer de mama masculino.
- Mulheres com diagnóstico histopatológico de lesão mamária proliferativa com atipia ou neoplasia lobular *in situ*.

O Instituto Nacional de Câncer desenvolveu uma requisição padronizada de exame mamográfico contendo informações valiosas para o radiologista, na avaliação da imagem assim como na emissão de laudos mamográficos (ver Anexo IV).

```
┌─────────────────────────────────┐
│   Mulheres assintomáticas       │
│   de 35 anos ou mais,           │
│   com risco elevado para        │
│   câncer de mama                │
└─────────────────────────────────┘
              │
         ┌─────────┐
         │ ECM e   │
         │ 1ª MMG  │
         └─────────┘
           │      │
       Normal   Alterado
         │         │
   ┌──────────┐  ┌──────────────┐
   │ ECM e    │  │ Consulta com │
   │ MMG      │  │ mastologista │
   │ anuais   │  │              │
   └──────────┘  └──────────────┘
```

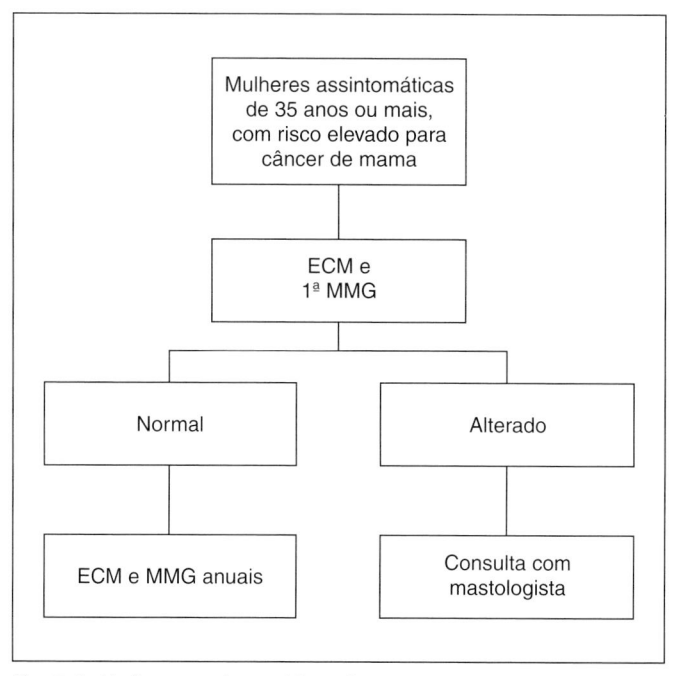

Fig. 7-1. Mulheres assintomáticas de 35 anos ou mais com risco elevado para câncer de mama.

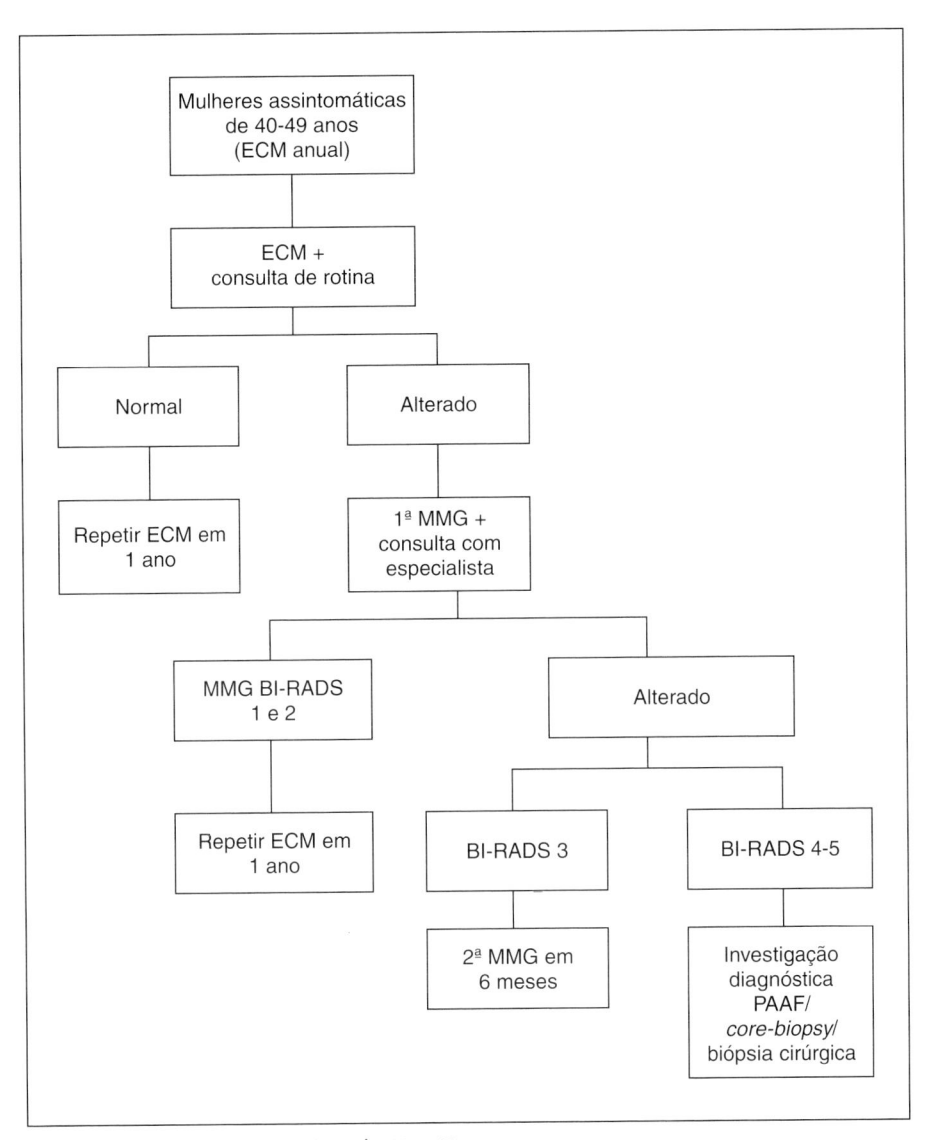

```
                    ┌─────────────────────┐
                    │ Mulheres assintomáticas │
                    │    de 40-49 anos     │
                    │     (ECM anual)      │
                    └──────────┬──────────┘
                               │
                    ┌──────────┴──────────┐
                    │       ECM +          │
                    │  consulta de rotina  │
                    └──────────┬──────────┘
                    ┌──────────┴──────────┐
              ┌─────┴─────┐          ┌────┴─────┐
              │  Normal   │          │ Alterado │
              └─────┬─────┘          └────┬─────┘
                    │                     │
         ┌──────────┴──────┐    ┌─────────┴────────┐
         │ Repetir ECM em  │    │    1ª MMG +       │
         │     1 ano       │    │  consulta com     │
         └─────────────────┘    │   especialista    │
                                └─────────┬────────┘
```

Fig. 7-2. Mulheres assintomáticas de 40 a 49 anos.

(Fluxograma: após "1ª MMG + consulta com especialista" ramifica em "MMG BI-RADS 1 e 2" → "Repetir ECM em 1 ano"; e "Alterado" → "BI-RADS 3" → "2ª MMG em 6 meses"; ou "BI-RADS 4-5" → "Investigação diagnóstica PAAF/ *core-biopsy*/ biópsia cirúrgica".)

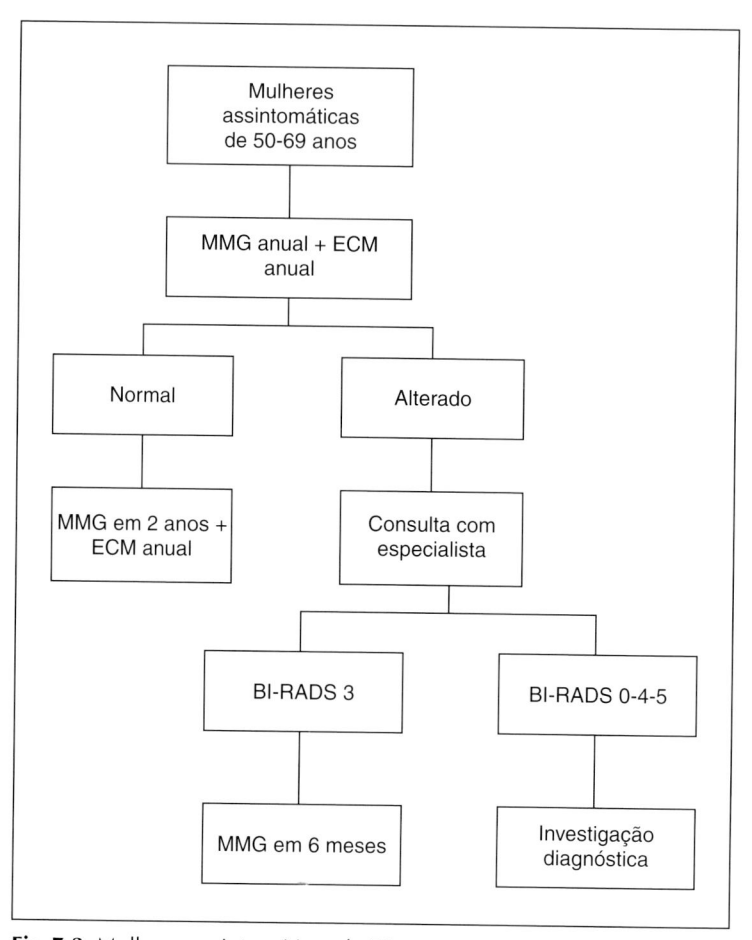

```
                    ┌─────────────────────┐
                    │     Mulheres        │
                    │   assintomáticas    │
                    │   de 50-69 anos     │
                    └──────────┬──────────┘
                               │
                    ┌──────────┴──────────┐
                    │   MMG anual + ECM   │
                    │       anual         │
                    └──────────┬──────────┘
                   ┌───────────┴───────────┐
            ┌──────┴──────┐         ┌──────┴──────┐
            │   Normal    │         │  Alterado   │
            └──────┬──────┘         └──────┬──────┘
                   │                       │
        ┌──────────┴─────────┐   ┌─────────┴─────────┐
        │  MMG em 2 anos +   │   │   Consulta com    │
        │     ECM anual      │   │    especialista   │
        └────────────────────┘   └─────────┬─────────┘
                                 ┌─────────┴─────────┐
                          ┌──────┴──────┐     ┌──────┴──────┐
                          │  BI-RADS 3  │     │ BI-RADS 0-4-5│
                          └──────┬──────┘     └──────┬──────┘
                          ┌──────┴──────┐     ┌──────┴──────┐
                          │MMG em 6 meses│    │ Investigação │
                          │             │     │  diagnóstica │
                          └─────────────┘     └─────────────┘
```

Fig. 7-3. Mulheres assintomáticas de 50 a 69 anos.

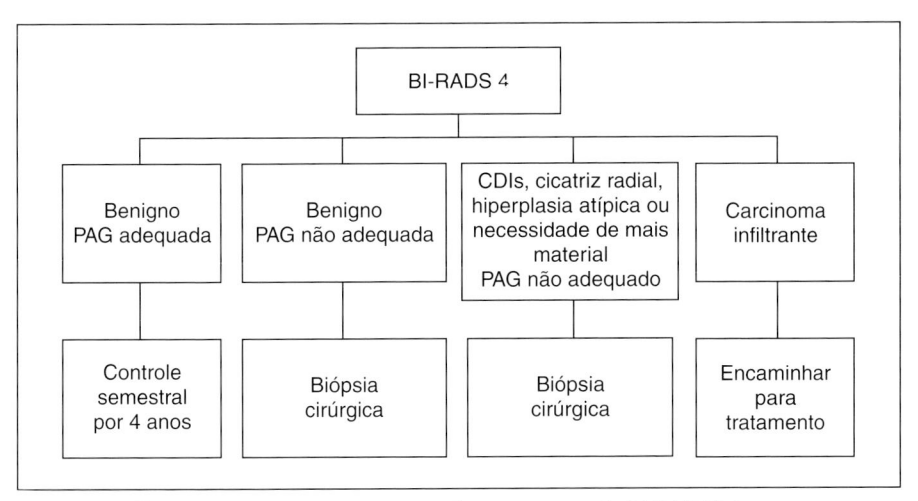

```
                        BI-RADS 4
        ┌───────────┬──────────────┬──────────────┬───────────┐
   Benigno      Benigno      CDIs, cicatriz radial,   Carcinoma
  PAG adequada  PAG não adequada  hiperplasia atípica ou  infiltrante
                              necessidade de mais
                                   material
                              PAG não adequado
        │              │              │              │
    Controle       Biópsia        Biópsia       Encaminhar
    semestral      cirúrgica      cirúrgica        para
    por 4 anos                                  tratamento
```

Fig. 7-4. Mulheres que apresentam mamografia com categoria BI-RADS® 4.

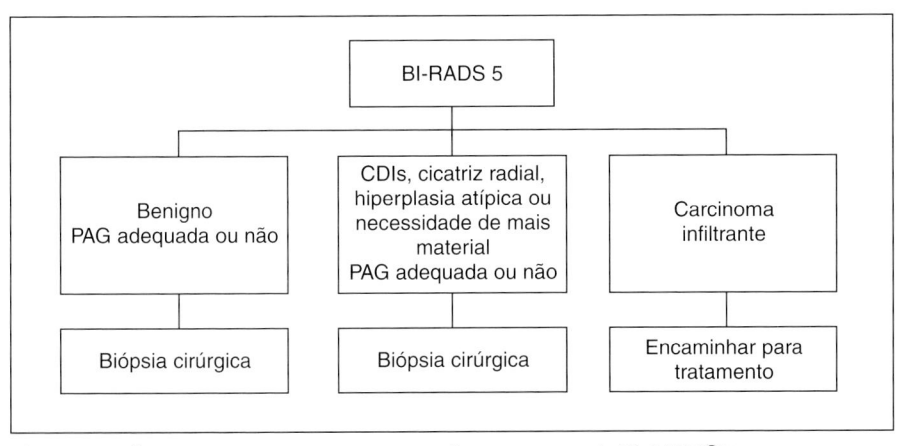

```
                        BI-RADS 5
         ┌──────────────────┬──────────────────┐
                     CDIs, cicatriz radial,
      Benigno        hiperplasia atípica ou   Carcinoma
  PAG adequada ou não  necessidade de mais    infiltrante
                            material
                     PAG adequada ou não
          │                  │                  │
      Biópsia            Biópsia         Encaminhar para
      cirúrgica          cirúrgica          tratamento
```

Fig. 7-5. Mulheres que apresentam mamografia com categoria BI-RADS® 5.

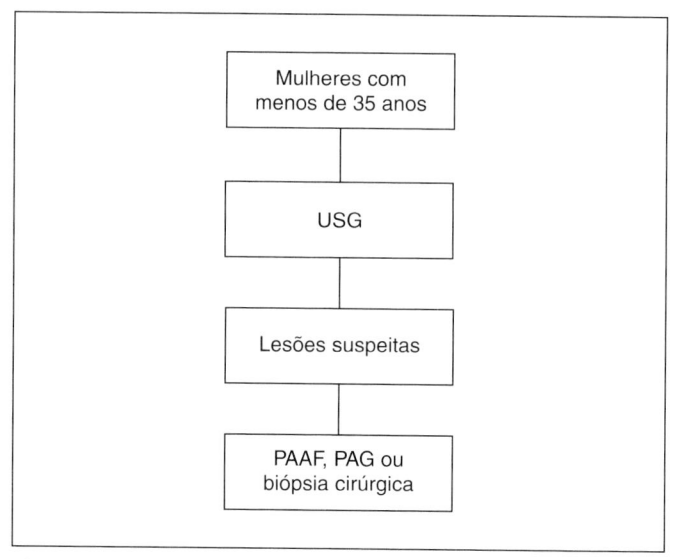

Fig. 7-6. Mulheres com idade inferior a 35 anos.

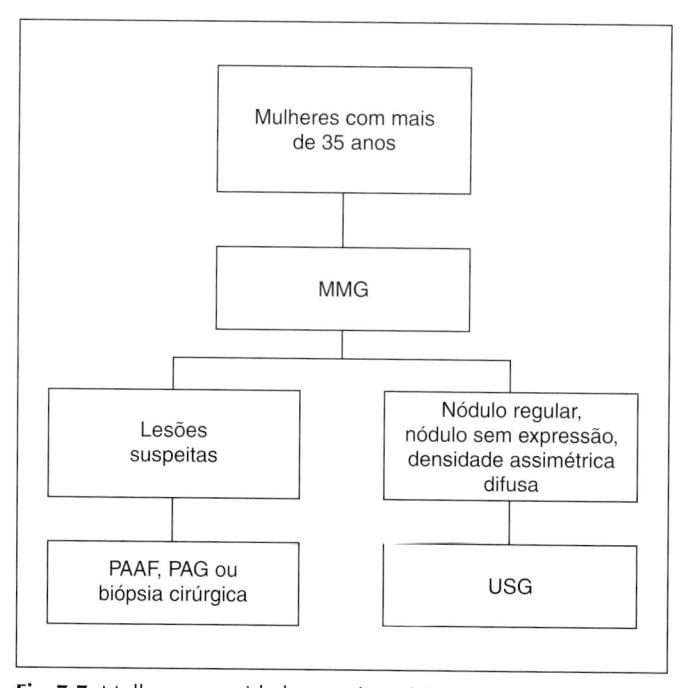

Fig. 7-7. Mulheres com idade superior a 35 anos.

Quadro 7-1 Conduta nos casos discordantes

Categoria	Resultado da PAG/mamotomia	Análise histopatológica do procedimento	Indicação
4	Benigno	PAG ou mamotomia adequada	Controle mamográfico no 1º ano, de 6/6 meses e, depois, anualmente
4	Benigno	PAG ou mamotomia não adequada	Biópsia cirúrgica
4	Carcinoma *in situ*, cicatriz radial, hiperplasia atípica ou se houver solicitação de mais material pelo patologista	PAG ou mamotomia adequada PAG ou mamotomia não adequada	Biópsia cirúrgica
4	Carcinoma infiltrante	PAG ou mamotomia adequada ou não adequada	Tratamento*
5	Benigno	PAG ou mamotomia adequada ou não adequada	Biópsia cirúrgica
5	Carcinoma *in situ*, cicatriz radial, hiperplasia atípica ou se houver solicitação de mais material pelo patologista	PAG ou mamotomia adequada ou não adequada	Biópsia cirúrgica
5	Carcinoma infiltrante	PAG ou mamotomia adequada ou não adequada	Tratamento*

(*) O tratamento será de acordo com o estadiamento da paciente (ver anexo I).
Fonte: Controle do câncer de mama: documento do Consenso. INCA, 2004.

Capítulo 8

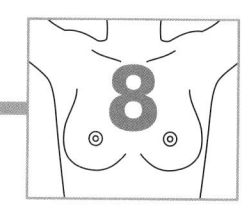

Paciente de Alto Risco

MODELOS PARA AVALIAR O RISCO

1. **Modelo de Gail:** prediz o risco cumulativo de se desenvolver câncer de mama a partir da idade atual até a idade de 90 anos.
   Variáveis: idade da mulher na primeira consulta, número de parentes de primeiro grau com câncer de mama, idade à menarca, idade ao nascimento do primeiro filho vivo, número de biópsias mamárias prévias, diagnóstico histológico prévio de hiperplasia atípica.
2. **Modelo de Claus:** usado para determinar o risco cumulativo em diversas faixas etárias, de acordo com o número de parentes de primeiro ou de segundo graus e a idade desses quando do diagnóstico do câncer de mama.
3. **Modelo Ford:** com base em características da história pessoal e familiar com o intuito de identificar a presença de alguma mutação genética na linhagem germinativa nos genes BRCA.
4. **Modelo Tyrer-Cuzick:** dados epidemiológicos já utilizados pelos modelos anteriores e, mais intensamente, uma combinação da história familiar detalhada; exposição endógena ao estrogênio e a presença de hiperplasia atípica.

Quadro 8-1 Fatores de risco histológico

Alterações com risco baixo (1,5-2 vezes maior)	Hiperplasia típica Papiloma sem hiperplasia típica Adenose esclerosante
Alterações com risco moderado (4-5 vezes maior)	Hiperplasia ductal atípica Hiperplasia lobular atípica Micropapiloma com hiperplasia atípica
Alterações com risco alto (8-10 vezes maior)	Carcinoma lobular *in situ* Carcinoma ductal *in situ* Papiloma com hiperplasia atípica

Critérios influenciadores para câncer de mama hereditário
- Família com mutação BRCA1/BRCA2 conhecida.
- História pessoal de câncer de mama.
- Mulheres com história familiar de, pelo menos, um parente de primeiro grau (mãe, irmã ou filha) com diagnóstico de câncer de mama, abaixo dos 50 anos de idade.
- Mulheres com história familiar de, pelo menos, um parente de primeiro grau (mãe, irmã ou filha) com diagnóstico de câncer de mama bilateral ou câncer de ovário, em qualquer faixa etária.
- Mulheres com história familiar de câncer de mama masculino.
- Mulheres com diagnóstico histopatológico de lesão mamária proliferativa, com atipia ou neoplasia lobular *in situ*.

Capítulo 9

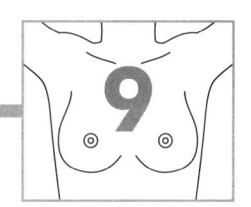

PRÉ-OPERATÓRIO E EXAMES DE ESTADIAMENTO

Todas as pacientes em pré-operatório devem ser encaminhadas a Psicologia e Assistência Social, como parte da assistência multidisciplinar.

As pacientes podem ser divididas em grupos de acordo com o estadiamento da doença, a fim de facilitar a avaliação pré-operatória:

- *Grupo I:* lesões impalpáveis.
- *Grupo II:* tumores palpáveis até estádio II.
- *Grupo III:* tumores estádio IIIA em diante, pacientes candidatas a tratamento neoadjuvante ou paliativo.
- *Grupo IV:* pacientes pós-tratamento neoadjuvante, antes da cirurgia.

Quadro 9-1 Exames pré-operatórios e de estadiamento. (Fonte: Norma Administrativa – HC III/INCA.)

Tipo de exame	Grupo I	Grupo II	Grupo III	Grupo IV
Mamografia bilateral	Sim	Sim	Sim	Não
Hemograma	Sim	Sim	Sim	Sim
Glicemia de jejum	Sim	Sim	Sim	Sim
Creatinina	Sim	Sim	Sim	Sim
TAP e tipagem sanguínea	Sim	Sim	Sim	Sim
Provas de função hepática	Não	Sim	Sim	Sim
Radiografia de tórax	Sim	Sim	Sim	Sim
ECG	Não; sim, se > 40 anos ou quadro clínico que indique	Não; sim, se > 40 anos ou quadro clínico que indique	Sim	Sim

Continua

Quadro 9-1 Exames pré-operatórios e de estadiamento.
(Fonte: Norma Administrativa – HC III/INCA.

Tipo de exame	Grupo I	Grupo II	Grupo III	Grupo IV
USG/TC de abdome	Não	Não	Sim	Não
Cintilografia óssea ou radiografia de coluna/bacia/arcos costais/fêmur/crânio	Não	Não	(*)	(*)
Risco cirúrgico	Sim	Sim	Não	Sim

1. Solicitar USG/TC de abdome se:
   - Paciente sintomática.
   - Alteração do exame físico.
   - Alteração de provas de função hepática.
2. (*) Solicitar cintilografia óssea ou mapeamento ósseo radiológico se:
   - Tumores > que 5 cm.
   - Todo tumor T4.
   - Todo N2.
   - Nas pacientes sintomáticas.
   - Nas pacientes com fosfatase alcalina alterada.
3. Outros exames:
   - β-HCG em pacientes jovens/pré-menopausa.
   - Para averiguar comorbidade.
   - Outros para pesquisa de focos metastáticos em paciente com quadro clínico (p. ex., TC crânio).

Antes de todo procedimento invasivo da mama, faz-se necessário transmitir ao paciente os detalhes do procedimento em termos claros, a técnica utilizada, as complicações de cada método e para onde o material será enviado; utilizam-se os termos de consentimento livre e esclarecido (ver Anexo III).

Todo material citológico e/ou histopatológico (peças cirúrgicas) deve ser, de preferência, solicitado em requisições que contenham informações importantes para análise pelo médico patologista; como exemplos, existem as requisições padronizadas do Ministério da Saúde e Instituto Nacional de Câncer (ver Anexo IV).

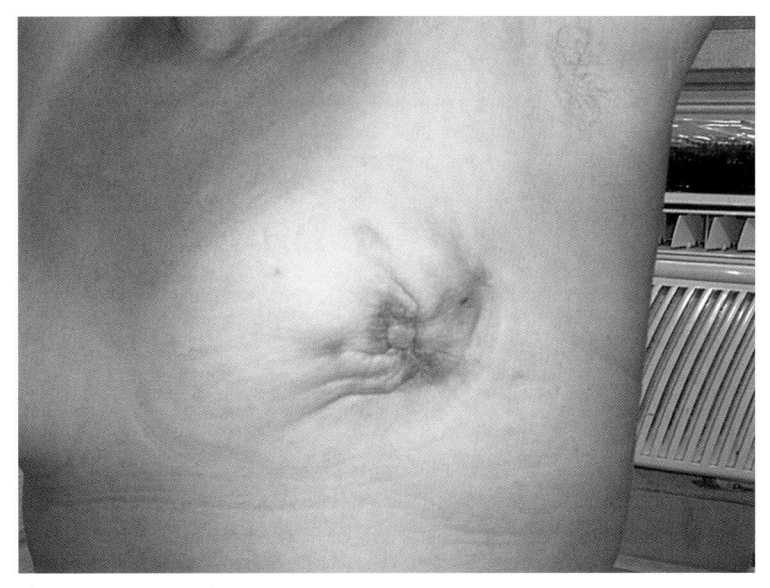

Capítulo 9 • Pré-Operatório e Exames de Estadiamento | **47**

Fig. 9-1. Tumor T4 de mama.

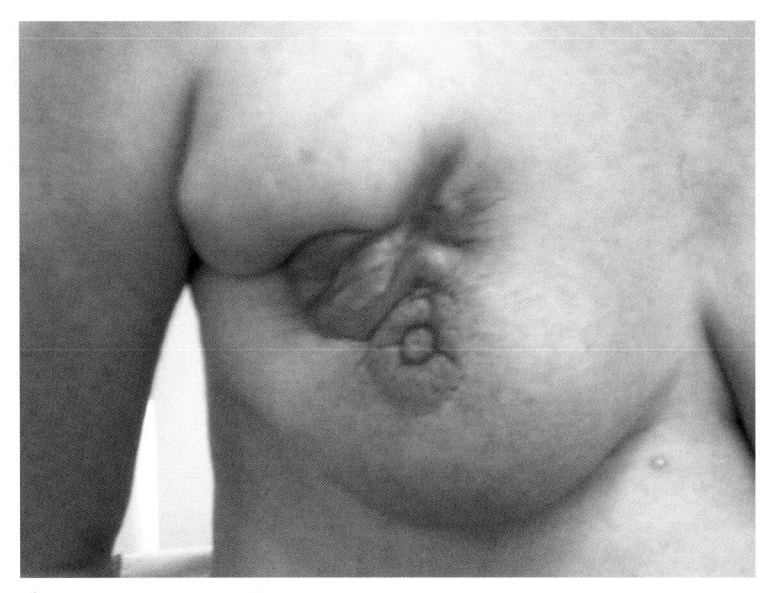

Fig. 9-2. Tumor > 5 cm, T4.

Anexo

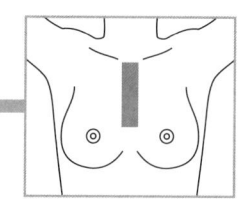

Classificação TNM Clínica, UICC, 6. ed., 2003

T

cT	– Tumor primário
Tx	– Tumor primário não pode ser avaliado
T0	– Não há evidência de tumor primário
Tis	– Carcinoma *in situ*
	Carcinoma ductal *in situ*
	Carcinoma lobular *in situ*
	Doença de Paget da papila sem tumor associado
T1	– Tumor menor ou igual a 2 cm
T1mic	– Carcinoma microinvasor
T1a	– Tumor maior que 0,1 cm e menor ou igual a 0,5 cm
T1b	– Tumor maior que 0,5 e menor ou igual a 1 cm
T1c	– Tumor maior que 1 cm e menor ou igual a 2 cm
T2	– Tumor maior que 2 cm e menor ou igual a 5 cm
T3	– Tumor maior que 5 cm
T4	– Tumor de qualquer tamanho com extensão para:
T4a	– Parede torácica
T4b	– Edema ou ulceração da pele
T4c	– 4a+4b
T4d	– Carcinoma inflamatório

Obs.: Parede torácica inclui arcos costais, músculos intercostais e músculo serrátil anterior, mas não o músculo peitoral.
Doença de Paget associada a tumor é classificada de acordo com o tamanho do tumor.

N

cN – Linfonodos regionais
Nx – Linfonodos regionais não podem ser avaliados
N0 – Ausência de metástases para linfonodos regionais
N1 – Metástase para linfonodos axilares ipsolaterais móveis

N2
N2a – Metástase para linfonodos axilares coalescentes ou aderidos a estruturas adjacentes
N2b – Metástase clinicamente aparente na mamária interna, na ausência de metástase axilar

N3
N3a – Metástase para linfonodo infraclavicular
N3b – Metástase para linfonodos da mamária interna e axilar
N3c – Metástase para linfonodo supraclavicular

M
cM – Metástases a distância
Mx – Metástase a distância não pode ser avaliada
M0 – Ausência de metástase a distância
M1 – Presença de metástase a distância

CLASSIFICAÇÃO POR ESTÁDIOS

Estádio 0   – Tis N0 M0
Estádio I   – T1* N0 M0
Estádio IIA   – T0 N1 M0
               – T1* N1 M0
               – T2 N0 M0
Estádio IIB   – T2 N1 M0
               – T3 N0 M0
Estádio IIIA   – T0 N2 M0
               – T1* N2 M0
               – T2 N2 M0
               – T3 N1, N2 M0
Estádio IIIB   – T4 N0, N1, N2 M0
Estádio IIIC   – Qualquer T N3 M0
Estádio IV   – Qualquer T Qualquer N M1

Nota: *T1 inclui T1 mic.

ESTADIAMENTO PATOLÓGICO

pT – Tumor primário
pTx – Tumor primário não pode ser avaliado
pT0 – Não há evidência de tumor primário
pTis – Carcinoma *in situ*
       Carcinoma lobular *in situ*
       Doença de Paget do mamilo sem tumor associado*

pT1   – Tumor menor ou igual a 2 cm
pT1 mic – Carcinoma microinvasor
pT1a   – Tumor maior que 0,1 cm e menor ou igual a 0,5 cm
pT1b   – Tumor maior que 0,5 e menor ou igual a 1 cm
pT1c   – Tumor maior que 1 cm e menor ou igual a 2 cm
pT2   – Tumor maior que 2 cm e menor ou igual a 5 cm
pT3   – Tumor maior que 5 cm
pT4   – Tumor de qualquer tamanho com extensão para
pT4a   – Parede torácica
pT4b   – Edema ou ulceração da pele
pT4c   – 4a+4b
pT4d   – Carcinoma inflamatório

Obs.: *Doença de Paget associada a tumor é classificada de acordo com o tamanho da lesão.

pN – Linfonodos regionais
pNx – Linfonodos regionais não podem ser avaliados
pN0 – Ausência de metástases para linfonodos regionais
pN0 – (i±)**
pN0 – (MOL ±)**

pN1

pN1 mi – Micrometástases (maior que 0,2 mm e menor ou igual a 2 mm) em axila ou CMI
pN1a   – Cerca de 1 a 3 linfonodos axilares ipsolaterais comprometidos, incluindo pelo menos uma metástase maior que 2 mm
pN1b   – Linfonodos da mamária interna com metástase microscópica identificada em linfonodo sentinela, mas não clinicamente aparente
pN1c   – Cerca de 1 a 3 linfonodos axilares comprometidos, incluindo pelo menos uma metástase maior que 2 mm, e linfonodos da mamária interna com metástases microscópicas em linfonodo sentinela, mas não clinicamente aparente

pN2

pN2a – Cerca de 4 a 9 linfonodos axilares comprometidos, incluindo pelo menos uma metástase maior que 2 mm
pN2b – Linfonodos da mamária interna clinicamente aparentes na ausência de comprometimento axilar

pN3

pN3a – Dez ou mais linfonodos axilares comprometidos, incluindo pelo menos uma metástase maior que 2 mm
ou
     – Linfonodo infraclavicular ipsolateral comprometido

pN3b – Linfonodos da mamária interna clinicamente comprometidos na presença de comprometimento de linfonodos axilares

ou

– Mais de 3 linfonodos axilares comprometidos e linfonodos da mamária interna com metástase microscópica identificada em linfonodo sentinela, mas não aparente clinicamente

pN3c – Linfonodo(s) supraclavicular ipsolateral comprometido

Obs.: ** Casos em que a metástase linfonodal consiste em apenas células tumorais isoladas ou formando agrupamentos menores que 0,2 mm, que, em sua maioria, são detectados pela imuno-histoquímica (i) ou por biologia molecular (MOL), são classificados como pN0, pois, tipicamente, não mostram evidência de atividade metastática.

pM – Metástases a distância
pMx – Metástase a distância não pode ser avaliada
pM0 – Ausência de metástase a distância
pM1 – Presença de metástase a distância

Anexo

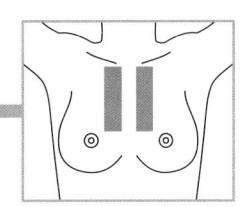

Classificação Histológica do Câncer de Mama Proposta pela OMS

1. Tumores epiteliais
   - Não invasores:
     - Carcinoma ductal *in situ*.
     - Carcinoma ductal *in situ* com doença de Paget.
     - Carcinoma lobular *in situ*.
   - Invasores:
     - Ductal invasor.
     - Ductal invasor com doença de Paget.
     - Lobular invasor.
     - Medular.
     - Mucinoso
     - Papilífero invasivo.
     - Tubular.
     - Adenoide cístico.
     - Secretor (juvenil).
     - Apócrino.
     - Com metaplasia.
     - Células gigantes tipo osteoclastos.
     - Com diferenciação endócrina.
     - Rico em glicogênio.
     - Rico em lipídios.
     - Cribiforme invasivo.
2. Carcinoma com apresentação clínica não usual:
   - Inflamatório.
   - Na gravidez e na lactação.
   - Oculto com metástases axilares.
3. Tumores mistos (epitelial e mesenquimal):
   - Tumor filoides.
4. Tumores mesenquimais:
   - Angiossarcoma.

- Fibrossarcoma.
- Leiomiossarcoma.
- Condrossarcoma.
- Osteossarcoma.
- Hemangiopericitoma.
- Dermatofibrossarcoma protuberante.

5. Tumores de pele na mama:
   - Melanoma maligno.
   - Carcinoma escamocelular.
   - Carcinoma basocelular.
6. Tumores linfoides e hematopoiéticos:
   - Linfoma não Hodgkin.
   - Plasmocitoma.
   - Infiltração por leucemia.
   - Doença de Hodgkin.

Anexo

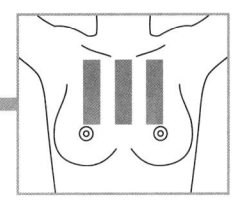

Termos de Consentimento

TERMO DE CONSENTIMENTO PÓS-INFORMADO PARA PUNÇÃO-BIÓPSIA DE MAMA COM AGULHA FINA

1. Identificação da(o) paciente
   Nome: _____ Data de nascimento: ____/____/____
   Endereço: _____
   Tel.: ( ) _____ Registro hospitalar _____ C.I.: _____
   Órgão Exp.: _____ CIC: _____ RG: _____
   Representante legal: _____
2. Declaro que:
   O(A) Dr.(a): _____ CRM.: _____

   Explicou-me e eu entendi: que devo submeter-me à punção de mama com agulha fina.

   a) Descrição da técnica:
   - Limpeza da pele da mama com antisséptico.
   - Introdução da agulha no interior da lesão.
   - São realizados vários movimentos de vaivém na lesão.
   - Colocação do material coletado em lâminas/frasco para citologia.

   b) Descrição dos insucessos: em cerca de 10% a 20% das punções (ou seja, 10 a 20 de cada 100 punções realizadas), o material obtido pode não ser suficiente para definir o diagnóstico. Nesses casos pode ser necessário repetir a punção ou mesmo realizar uma biópsia.

   c) Descrição de complicações: entendo que podem ocorrer complicações inerentes ao procedimento como:
   - Hematoma pós-procedimento, isto é, acúmulo de sangue no local onde se fez a punção, devendo eventualmente ser necessária a retirada do sangue acumulado através de cirurgia.
   - Infecção local que, às vezes, requer a retirada de coleções, pus e uso de antibióticos.
   - Formação de pneumotórax (introdução de ar no pulmão) por introdução da agulha na cavidade torácica.

3. Destino do material obtido: entendi que todo o material obtido será enviado por mim ao laboratório para estudo citológico.
4. Por este CONSENTIMENTO, confirmo que estou satisfeita (o) com as informações recebidas e que compreendo todos os riscos e benefícios decorrentes deste procedimento e por tais condições AUTORIZO que seja realizada a biópsia de mama com agulha fina.
5. Declaro também que entendi e compreendo que a qualquer momento, e sem necessidade de nenhuma explicação da minha parte, posso, antes do procedimento, revogar esse assentimento que agora presto.

Cidade: _____ Data: _____

_____
Assinatura do médico(a) legal

_____
Assinatura do(a) paciente ou representante legal

_____
Testemunha

_____
Testemunha

TERMO DE CONSENTIMENTO PÓS-INFORMADO PARA BIÓPSIA DE FRAGMENTOS *(CORE-BIOPSY)*

1. Identificação da(o) paciente
   Nome: _____ Data de nascimento: ____/____/____
   Endereço: _____
   Tel.: ( ) _____ Registro hospitalar _____ C.I.: _____
   Órgão Exp.: _____ CIC: _____ RG: _____
   Representante legal: _____
2. Declaro que:
   O(A) Dr.(a) _____ CRM.: _____
   Indicou a realização da biópsia de fragmentos *(core-biopsy)*
   a) Descrição técnica do procedimento:
      - Limpeza da pele da mama com antisséptico.
      - Anestesia local com xilocaína (anestésico local).
      - Pequeno corte na pele com bisturi.
      - Introdução da agulha e retirada de uma pequena quantidade de tecido para estudo microscópico.
      - Esse procedimento é repetido cerca de quatro vezes.
      - Colocação do material coletado em frasco com formol para estudo histológico.
      - Curativo compressivo.
   b) Descrição dos insucessos: entendo que podem ocorrer complicações inerentes ao procedimento levando até mesmo à necessidade de repetir o procedimento ou mesmo à realização de uma biópsia a céu aberto, em caso de material insuficiente para definir um diagnóstico.
   c) Descrição de complicações do ato operatório:
      - Hematoma, isto é, acúmulo de sangue no local onde se retirou o tecido, devendo eventualmente ser feita uma drenagem cirúrgica. Alguns fatores podem levar ao sangramento como: distúrbios da coagulação do sangue, uso de aspirina (ácido acetilsalicílico) e anticoagulantes como marevan e heparina. Em caso de uso de qualquer medicação, favor comunicar à equipe médica.
      - Infecção local que, às vezes, requer drenagem de coleções purulentas e uso de antibióticos.
      - Formação de pneumotórax (presença de ar no pulmão) por introdução da agulha na cavidade torácica.
      - Reação vagal cujos sintomas são: queda de pressão, palidez e tonteira.
3. Destino do material obtido: entendi que todo o material obtido será enviado por mim ao laboratório para estudo anatomopatológico.
4. Por este CONSENTIMENTO, confirmo que estou satisfeita (o) com as informações recebidas e que compreendo todos os riscos e benefícios decorrentes deste procedimento e por tais condições AUTORIZO a realização da biópsia de fragmentos *(core-biopsy)*.
5. Declaro também que entendi e compreendo que a qualquer momento, e sem necessidade de nenhuma explicação da minha parte, posso, antes do procedimento, revogar esse assentimento que agora presto.

Cidade: _____ Data: _____

_____
Assinatura do médico(a) legal

_____
Assinatura do(a) paciente ou representante legal

_____   _____
Testemunha   Testemunha

TERMO DE CONSENTIMENTO PÓS-INFORMADO PARA BIÓPSIA DE LINFONODO SENTINELA

1. Identificação da(o) paciente
   Nome: _____Data de nascimento: ____/____/____
   Filiação: _____
   Endereço: _____
   CIC:_____RG: _____
   Tel.: ( ) _____Registro hospitalar _____C.I.: _____Órgão Exp.: _____
   Representante legal: _____

2. Explicações sobre a necessidade de se conhecer a situação dos linfonodos axilares, para o tratamento do câncer de mama:

   Após as cirurgias para tratamento do câncer de mama, na maioria das vezes, são necessários tratamentos complementares, como a quimioterapia, a radioterapia e a hormonoterapia.

   A decisão se uma paciente operada de câncer de mama vai fazer ou não quimioterapia, hormonoterapia e, algumas vezes, radioterapia e, também, quanto às doses de cada um desses tratamentos será retirada, principalmente, de dados obtidos do estudo dos nódulos encontrados em sua axila.

   Isto é, o estudo dos nódulos axilares vai dizer se existem, ou não, células do tumor localizado na mama, pois é para eles que elas vão, geralmente, antes de irem para outro local do organismo.

3. **O que são os linfonodos axilares:** os seres humanos possuem, além de outros mecanismos, estruturas que ajudam na defesa do organismo em situações adversas, como em infecções e, também, na presença de tumores que possuem células anormais. Essas estruturas são denominadas nódulos linfáticos, linfonodos ou, como será descrito nesse documento, simplesmente, nódulos – e é para eles que, na maioria das vezes, vão as células que saem dos tumores das mamas, antes de irem para a circulação sanguínea e, depois, para os outros órgãos do corpo.

   No caso do câncer de mama eles estão localizados, principalmente, nas axilas, embora existam também na parte central do tórax, próximo do osso externo, onde são chamados como nódulos da veia mamária interna, e no interior da própria mama.

4. **Biópsia do linfonodo sentinela:** a biópsia do linfonodo sentinela procura retirar e estudar o nódulo da axila que primeiro recebe as células que saem da mama: esse nódulo é chamado linfonodo sentinela.

   As pesquisas têm mostrado que, se não existirem células do tumor no linfonodo sentinela (metástases), todos os outros nódulos não as possuem em mais de 90% a 95% dos casos.

   A biópsia do linfonodo sentinela é feita após a sua marcação com substâncias que são injetadas nas mamas, especificamente com tal finalidade, pelos médicos.

   Dessa maneira a biópsia do linfonodo sentinela, quando ele está negativo, evita que seja necessária a retirada de todos os nódulos que sejam misturados na axila, pela cirurgia chamada esvaziamento axilar, para saber a sua situação e, desse modo, indicar o tratamento complementar.

   O objetivo principal da biópsia do linfonodo sentinela é que se possa evitar o esvaziamento axilar, que pode trazer prejuízo à paciente, como ocorre em grande número de casos, como inchação, dores, formigamentos, diminuição dos movimentos e diminuição da força do membro superior (braço, antebraço e mão).

   Outro motivo, também importante, é permitir exames mais detalhados e mais sensíveis no linfonodo sentinela, o que é mais difícil, e mais caro, quando se realiza o esvaziamento axilar, no qual se retiram de 10 a 30 nódulos em cada paciente (em vez de um ou dois como na biópsia do linfonodo sentinela).

5. **DESCRIÇÃO TÉCNICA DO PROCEDIMENTO (EM TERMOS LEIGOS E CLAROS):**
   Para que este linfonodo seja encontrado na cirurgia, é necessário que sejam marcadores específicos, isolados ou combinados.

- **Injeção de substâncias marcadoras contendo tecnécio-99m (fitato de tecnécio) e/ou injeção de corante do tipo Azul Patente V.**
- **Injeção de substância contendo tecnécio-99m (fitato de tecnécio):** é feita por médico especializado em Medicina Nuclear, por via periareolar, ao redor da aréola da mama, ou peritumoral.
- O tecnécio-99m é uma substância que emite radiações do tipo gama que é utilizada em vários tipos de exames, principalmente os de cintilografia, em todo mundo, sendo aceito que não há risco para os pacientes a eles submetidos.
- Realização de cintilografia das mamas para a localização do linfonodo sentinela, em intervalo de tempo que pode variar de 30 minutos a 12 horas, seguida de marcação na pele da projeção da localização.
- **Injeção de corante do tipo Azul Patente V**: é feita pelo cirurgião por via periareolar ou peritumoral, seguida de massagem local, por cerca de cinco minutos, com a paciente anestesiada, antes do início da cirurgia, após limpeza da pele com antisséptico.
- **Localização do linfonodo sentinela com a sonda de aparelho denominado Gama Probe (detector de radiação gama):** geralmente, coincide com o local marcado previamente pelo Médico Nuclear.
- **Procedimento cirúrgico para a localização do linfonodo sentinela**:
  - Localização da vias linfáticas coradas em azul e do linfonodo sentinela – corado em azul e/ou pelo sinais emitidos pelo Gama Probe.
  - Retirada do linfonodo sentinela.
  - Hemostasia com bisturi elétrico ou com fio de categute.
  - Aguardar o resultado pelo médico anatomopatologista do linfonodo sentinela.

Em caso de o exame do linfonodo sentinela ser negativo para doença metastática: fechamento da pele com pontos de fio cirúrgico, seguido de curativo cirúrgico.

Em caso de exame do linfonodo sentinela ser positivo para doença metastática, ou se houver discordância entre o linfonodo marcado pelo tecnécio-99m e o corado pelo Azul Patente V, será realizada cirurgia para esvaziamento dos linfonodos axilares, ou seja, retirada dos linfonodos ou gânglios axilares para estudo anatomopatológico para que se verifique a presença, ou não, de doença metastática. Da mesma forma, se o linfonodo sentinela não for localizado ou se encontrado em outro local diferente da axila (por exemplo: nas proximidades do osso esterno, cadeia da veia mamária interna), o esvaziamento axilar poderá ser efetuado.

6. **DESCRIÇÃO DOS INSUCESSOS:** o linfonodo sentinela poderá não ser localizado.
   - O exame realizado pelo médico anatomopatologista na sala de cirurgia (por método denominado como "imprint" ou por exame de congelação), quando negativo, não é definitivo, por problemas inerentes ao método. Assim, poderá, posteriormente, vir a ser considerado positivo para doença metastática, através exames mais detalhados, que serão realizados posteriormente, conhecidos como método por parafina e/ou por imuno-histoquímica. Tal positividade indicará e tornará indispensável a cirurgia para esvaziamento axilar em uma nova cirurgia.

7. **DESCRIÇÃO DE COMPLICAÇÕES DO ATO OPERATÓRIO:**
   - Hematoma pós-procedimento, isto é, acúmulo de sangue no local onde se retirou o linfonodo sentinela, devendo ser feita, eventualmente, uma drenagem cirúrgica.
   - Infecção local que às vezes requer drenagem de coleções purulentas e uso de antibióticos.
   - Inchação local por acúmulo de líquidos de cor amarelada ou rosada, denominados como seromas, ocorrência muito comum em cirurgias de vias e gânglios linfáticos, podendo haver indicação de punção com agulha e seringa para seu esvaziamento em uma ou várias sessões.
   - Deiscência da sutura, necessitando de nova ráfia.

8. **DESCRIÇÃO DE OUTRAS COMPLICAÇÕES:**
   - Pode ocorrer o aparecimento de coloração azulada na pele, mucosas e escleróticas e urina da paciente pela absorção do corante azul, que, no entanto, desaparece espontaneamente, na maioria das vezes, entre 24 e 72 horas.
   - Reações alérgicas ao corante do tipo Azul Patente V, que poderão necessitar do uso de medicamentos e procedimentos específicos.
9. **DESCRIÇÃO DA ANESTESIA:** a cirurgia é realizada com a paciente sob anestesia geral.
10. **DESTINO DA PEÇA OPERATÓRIA:** todo material que é extirpado, constituindo peça operatória, deverá ser enviado para estudo anatomopatológico e imuno-histoquímico.

Após a leitura desse documento – Consentimento Livre e Esclarecido – e das informações que me foram prestadas verbalmente:

1) **Declaro e confirmo, mais uma vez, que entendi todas as explicações que me foram fornecidas de forma clara e simples, inclusive permitindo que realizasse todas as perguntas e fizesse todas as observações que eu achei pertinente para entender o que ocorrerá comigo nesta intervenção cirúrgica, não me ficando dúvidas sobre o procedimento a que serei submetida, mas me foi assegurado que a qualquer momento poderei solicitar novos esclarecimentos.**
2) Por este CONSENTIMENTO, confirmo que estou satisfeita com as informações recebidas e que compreendo todos os riscos e benefícios decorrentes deste procedimento e, por tais condições, CONSINTO que se me realize a cirurgia para a **BIÓPSIA DO LINFONODO SENTINELA** e os exames e demais procedimentos necessários para tal.
3) Declaro também que entendi e compreendo que a qualquer momento, e sem necessidade de nenhuma explicação de minha parte, posso, antes do procedimento, revogar este consentimento que ora presto.

Cidade: _____ Data: _____

_____
Assinatura do médico(a) legal

_____
Assinatura do(a) paciente ou representante legal

_____   _____
Testemunha   Testemunha

REVOGAÇÃO DO CONSENTIMENTO

Revogo o consentimento prestado no dia .... e afirmo que não desejo prosseguir no tratamento que me foi proposto, que dou como finalizado nesta data.

Cidade: _____ Data: _____

_____
Assinatura do médico(a) legal

_____
Assinatura do(a) paciente ou representante legal

_____   _____
Testemunha   Testemunha

TERMO DE CONSENTIMENTO PÓS-INFORMADO PARA EXTIRPAÇÃO DE TUMOR OU ADENOMA DE MAMA

1. Identificação da(o) paciente
   Nome: _____ Data de nascimento: _____/_____/_____
   Endereço: _____
   Tel.: ( ) _____ Registro hospitalar _____ C.I.: _____
   Orgão Exp.: _____ CIC: _____ RG: _____
   Representante legal: _____
2. Declaro que:
   O(A) Dr.(a): _____ CRM.: _____

   Explicou-me e eu entendi que devo submeter-me a:
   a) Biópsia excisional de nódulo de mama ou extirpação de tumor ou adenoma de mama
   Diagnóstico: _____
   b) Descrição técnica do procedimento:
      - Limpeza da pele da mama com antisséptico.
      - Anestesia.
      - Insisão da pele com bisturi.
      - Ressecção de todo o tecido tumoral.
      - Colocação do material coletado em frasco com formol para estudo histológico.
      - Colocação de dreno (se necessário).
      - Hemostasia rigorosa de vasos sangrantes com bisturi elétrico ou fio.
      - Fechamento da pele com pontos de fio cirúrgico.
      - Curativo compressivo na área de incisão.
   c) Descrição dos insucessos: entendo que podem ocorrer complicações inerentes ao procedimento.
   d) Descrição de complicações do ato operatório:
      - Hematoma ou seroma pós-procedimento, isto é, acúmulo de sangue no local onde se retirou o nódulo, devendo eventualmente ser feita uma drenagem cirúrgica.
      - Infecção local que, às vezes, requer a drenagem de coleções purulentas e o uso de antibióticos.
      - Deiscência da sutura, necessitando de nova ráfia, ou seja, nova sutura.
   e) Descrição de anestesia: a cargo do anestesista (local, bloqueio/sedação, geral).
   f) Destino da peça operatória: entendi que todo o material que me for extirpado, constituído a peça operatória, deverá ser enviado para o estudo anatomopatológico para a confirmação diagnóstica.
3. Declaro e confirmo, mais uma vez, que entendi todas as explicações que me foram fornecidas de forma clara e simples, inclusive permitindo que eu realizasse todas as perguntas e fizesse todas as observações. Eu achei pertinente para entender o que ocorrerá comigo nesta intervenção cirúrgica, não me ficando dúvidas sobre o procedimento a que serei submetida.
4. Por este CONSENTIMENTO, confirmo que estou satisfeita(o) com as informações recebidas e que compreendo todos os riscos e benefícios decorrentes deste procedimento e, por tais condições, CONSINTO que se me realize a cirurgia BIÓPSIA EXCISIONAL DE NÓDULO DE MAMA OU EXTIRPAÇÃO DE TUMOR OU ADENOMA DE MAMA.
5. Declaro também que entendi e compreendo que a qualquer momento, e sem necessidade de nenhuma explicação da minha parte, posso, antes do procedimento, revogar esse assentimento que agora presto.

Cidade: _____ Data: _____

_____
Assinatura do médico(a) legal

_____
Assinatura do(a) paciente ou representante legal

_____
Testemunha

_____
Testemunha

TERMO DE CONSENTIMENTO PÓS-INFORMADO PARA EXÉRESE DE LESÃO NÃO PALPÁVEL DA MAMA POR AGULHAMENTO OU ROLL

1. Identificação da(o) paciente
   Nome: _____ Data de nascimento: ____/____/____
   Endereço: _____
   Tel.: ( ) _____ Registro hospitalar _____ C.I.: _____
   Órgão Exp.: _____ CIC: _____ RG: _____
   Representante legal: _____
2. Declaro que:
   O(A) Dr.(a): _____ CRM.: _____
   a) **Explicou-me e eu entendi:** que devo submeter-me à exérese de lesão não palpável da mama por agulhamento ou ROLL.
   Diagnóstico: _____
   b) Descrição técnica do procedimento:
      ⇨ Colocação de uma agulha de marcação ("agulhamento") ou do contraste radioativo (ROLL) na lesão através da mamografia ou ultrassonografia antes da cirurgia para identificar a mesma.
      ⇨ Limpeza da pele com antisséptico.
      ⇨ Incisão na pele com bisturi.
      ⇨ Exérese da área agulhada ou marcada com corante radioativo.
      ⇨ Colocação do material coletado em frasco com formol para o estudo histológico.
      ⇨ Hemostasia rigorosa dos vasos sangrantes.
      ⇨ Colocação de dreno, se necessário.
      ⇨ Sutura da pele da área retirada.
      ⇨ Curativo compressivo.
   c) Descrição dos insucessos: entendo que podem ocorrer complicações inerentes ao procedimento, podendo até mesmo ter que repeti-lo. Por exemplo, nos casos de microcalcificações, quando o estudo radiológico da peça cirúrgica, no ato da cirurgia, não evidenciá-las.
   d) Descrição de complicação do ato operatório:
      ⇨ Hematoma ou seroma pós-procedimento, isto é, acúmulo de sangue no local onde se retirou o nódulo, devendo eventualmente ser feita uma drenagem cirúrgica.
      ⇨ Infecção local que, às vezes, requer a drenagem de coleções purulentas e o uso de antibióticos.
      ⇨ Deiscência da sutura, necessitando de nova ráfia, ou seja, nova sutura.
   e) Descrição da anestesia: a cargo do anestesista (local, bloqueio/sedação, geral).
   f) Destino da peça operatória: entendi que todo o material que me for extirpado, constituindo a peça operatória, deverá ser enviado para o estudo anatomopatológico para a confirmação diagnóstica.
3. Declaro e confirmo, mais uma vez, que entendi todas as explicações que me foram fornecidas de forma clara e simples, inclusive permitindo que eu realizasse todas as perguntas e fizesse todas as observações. Eu achei pertinente para entender o que ocorrerá comigo nesta intervenção cirúrgica, não me ficando dúvidas sobre o procedimento a que serei submetida.
4. Por este CONSENTIMENTO, confirmo que estou satisfeita (o) com as informações recebidas e que compreendo todos os riscos e benefícios decorrentes deste procedimento e, por tais condições, CONSINTO que se me realize a cirurgia EXÉRESE DE LESÃO NÃO PALPÁVEL DA MAMA POR AGULHAMENTO OU ROLL.
5. Declaro também que entendi e compreendo que a qualquer momento, e sem necessidade de nenhuma explicação da minha parte, posso, antes do procedimento, revogar esse assentimento que agora presto.

Cidade:_____Data: _____

_____
Assinatura do médico(a) legal
_____
Assinatura do(a) paciente ou representante legal
_____
Testemunha
_____
Testemunha
_____

TERMO DE CONSENTIMENTO PÓS-INFORMADO PARA CIRURGIA CONSERVADORA DA MAMA

1. Identificação da(o) paciente
   Nome: _____ Data de nascimento: ____/____/____
   Endereço: _____
   Tel.: ( ) _____ Registro hospitalar _____ C.I.: _____
   Órgão Exp.: _____ CIC: _____ RG: _____
   Representante legal: _____
2. Declaro que:
   O(A) Dr.(a): _____ RM.: _____
   Explicou-me e eu entendi: que tendo em vista o Diagnóstico: _____ ser conveniente e indicado proceder à CIRURGIA CONSERVADORA DE MAMA.
   Esclareceu-me que:
   1) Devido à situação clínica, localização e dimensões do tumor, a cirurgia conservadora da mama apresenta resultados similares aos obtidos com terapêuticas cirúrgicas mais agressivas.
   2) Realizar-se-á:
      ( ) Tumorectomia (ressecção ampliada da tumoração, conservando a pele por cima do tumor).
      ( ) Ressecção segmentar (ressecção de um segmento de tecido mamário, com a pele que o cobre e a fáscia peitoral subjacente).
      ( ) Quadrantectomia ou mastectomia parcial (extirpação de um quadrante da mama, com a pele que o cobre e a fáscia peitoral subjacente).
      ( ) Mastectomia subcutânea (exérese da glândula mamária e dos ductos galactóforos deixando a pele, o tecido subcutâneo e a papila mamária).
      ( ) Mastectomia simples (extirpação completa da glândula mamária, que inclui a pele, o tecido subcutâneo e a papila mamária).
      ( ) Linfadectomia axilar (extirpação dos linfonodos axilares).
   3) Fui informada (o) e estou de acordo que, geralmente, é necessário realizar-se um tratamento complementar com radioterapia sobre a mama restante. Em casos selecionados, quimioterapia e/ou hormonoterapia.
   4) A peça operatória será enviada para completar o estudo anatomopatológico.
   5) Toda a intervenção cirúrgica, pela própria técnica cirúrgica, pelas condições clínicas de cada paciente (diabetes, cardiopatia, hipertensão, idade avançada, anemia, obesidade, etc.), pode trazer uma série de complicações comuns e potencialmente sérias, que poderão exigir tratamentos complementares tanto médicos quanto cirúrgicos, assim como um percentual de mortalidade (avaliar o risco cirúrgico prévio).
   6) As complicações da intervenção cirúrgica podem ser:
      a) Hemorragias intraoperatórias (sobretudo quando se realiza limpeza axilar, podendo ser necessária a realização de transfusão per ou pós-operatória. Em casos muito raros poderão ocorrer "lesões maiores na veia axilar", tornando-se necessário realizar transplantes venosos ou ligadura, às vezes, a cargo de um cirurgião vascular.
      b) Hematoma pós-operatório (consiste em acúmulo de sangue no leito cirúrgico, que às vezes requer drenagem cirúrgica).
      c) Seromas pós-operatórios (acúmulo de secreção no local da cirurgia, que às vezes requer drenagem cirúrgica ou através de uma agulha).
      d) Infecções pós-operatórias (que às vezes requerem drenagem e tratamento com antibiótico).
      e) Edema de braço é uma complicação pouco frequente. Este consiste na formação de linfedema (acúmulo de líquido no braço) por interrupção da drenagem linfática, consequente à extirpação dos vasos e linfonodos axilares.
      f) Contraturas cicatriciais.
      g) Limitação da mobilidade do ombro.
      h) Pneumotórax (introdução de ar no pulmão).
      i) Necrose de retalho cutâneo.

Se no momento do ato cirúrgico surgir algum imprevisto, a equipe médica poderá variar a técnica cirúrgica programada.
3. Declaro e confirmo, mais uma vez, que entendi todas as explicações que me foram fornecidas de forma clara e simples, inclusive permitindo que eu realizasse todas as perguntas e fizesse todas as observações. Eu achei pertinente para entender o que ocorrerá comigo nesta intervenção cirúrgica, não me ficando dúvidas sobre o procedimento a que serei submetida.
4. Por este CONSENTIMENTO, confirmo que estou satisfeita (o) com as informações recebidas e que compreendo todos os riscos e benefícios decorrentes deste procedimento e, por tais condições, CONSINTO que se me realize a cirurgia CONSERVADORA DA MAMA.
5. Declaro também que entendi e compreendo que a qualquer momento, e sem necessidade de nenhuma explicação da minha parte, posso, antes do procedimento, revogar esse assentimento que agora presto.

Cidade:_____Data: _____

_____
Assinatura do médico(a) legal

_____
Assinatura do(a) paciente ou representante legal

_____
Testemunha

_____
Testemunha

TERMO DE CONSENTIMENTO PÓS-INFORMADO PARA MASTECTOMIA RADICAL

1. Identificação da(o) paciente
   Nome: _____
   Data de nascimento: _____/_____/_____
   Endereço: _____
   Tel.: ( ) _____Registro hospitalar _____C.I.: _____ Órgão
   Exp.:_____ CIC: _____ RG: _____
   Representante legal: _____
2. Declaro que:
   O(A) Dr.(a): _____CRM.: _____
   Explicou-me e eu entendi: que tendo em vista o Diagnóstico:_____
   ser conveniente e indicado proceder à CIRURGIA MASTECTOMIA RADICAL.
   a) Na situação atual, existem quatro medidas terapêuticas utilizadas em câncer de mama: cirurgia, radioterapia, quimioterapia e hormonoterapia. Foi indicada uma mastectomia radical modificada, sob anestesia geral a cargo do serviço de Anestesiologia.
   b) A intervenção consiste na extirpação total da glândula mamária, da pele que a recobre, da fáscia peitoral subjacente, assim como a retirada dos linfonodos axilares (técnica à Madden); e, às vezes, também do músculo peitoral menor (técnica à Patey); e, mais raramente, do músculo peitoral maior (técnica à Halsted).
   c) Toda a peça operatória retirada será enviada para completar o estudo anatomopatológico.
   d) Toda a intervenção cirúrgica seja pela própria técnica cirúrgica, seja pelas condições clínicas de cada paciente (diabetes, cardiopatia, hipertensão, idade avançada, anemia, obesidade etc.) traz implícita uma série de complicações comuns e potencialmente sérias que poderão exigir tratamentos complementares, tanto médicos quanto cirúrgicos, assim como um percentual de mortalidade (observar o risco cirúrgico prévio).
   e) As complicações da intervenção cirúrgica podem ser:
      a) Hemorragias intraoperatórias (sobretudo quando se realiza extirpação de linfonodos axilares, podendo ser necessária a realização de transfusão per ou pós-operatória. Raramente, poderão ocorrer "lesões maiores na veia axilar", que exigirão transplantes venosos ou ligaduras, a cargo de um cirurgião vascular).
      b) Hematoma pós-operatório (consiste no acúmulo de sangue no leito cirúrgico que às vezes requer drenagem cirúrgica).
      c) Seromas pós-operatórios (acúmulo de líquido seroso, geralmente, polo inferior da axila, que, em alguns casos, requer punção aspirativa para esvaziamento).
      d) Infecções pós-operatórias que às vezes requerem drenagem e tratamento com antibiótico.
      e) Edema de braço é uma complicação frequente. Consiste na formação de linfedema por interrupção da drenagem linfática, consequente à extirpação dos vasos e linfonodos axilares.
      f) Contraturas cicatriciais.
      g) Limitação da mobilidade do ombro.
      h) Pneumotórax (introdução de ar no pulmão).
      i) Necrose de retalho cutâneo.
      Se no momento do ato cirúrgico surgir algum imprevisto, a equipe médica poderá variar a técnica cirúrgica programada.
3. Declaro e confirmo, mais uma vez, que entendi todas as explicações que me foram fornecidas de forma clara e simples, inclusive permitindo que eu realizasse todas as perguntas e fizesse todas as observações. Eu achei pertinente para entender o que ocorrerá comigo nesta intervenção cirúrgica, não me ficando dúvidas sobre o procedimento a que serei submetida.
4. Por este CONSENTIMENTO, confirmo que estou satisfeita (o) com as informações recebidas e que compreendo todos os riscos e benefícios decorrentes deste procedimento e,

por tais condições, CONSINTO que se me realize a cirurgia MASTECTOMIA RADICAL.

5. Declaro também que entendi e compreendo que a qualquer momento, e sem necessidade de nenhuma explicação da minha parte, posso, antes do procedimento, revogar esse assentimento que agora presto.

Cidade: _____ Data: _____

_____
Assinatura do médico(a) legal

_____
Assinatura do(a) paciente ou representante legal

_____
Testemunha

_____
Testemunha

Anexo IV

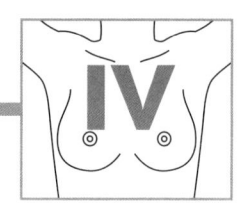

Fichas e Requisições de Exames Padronizados pelo INCA

FICHA CLÍNICA AMBULATORIAL DE MASTOLOGIA

NOME
Nº PRONTUÁRIO
IDADE

A) SEXO

1	FEMININO
2	MASCULINO

B) LADO AFETADO

1	MAMA DIREITA
2	MAMA ESQUERDA
3	BILATERAL

C) QUEIXA

1	TUMOR
2	DOR
3	DERRAME PAPILAR
4	RASTREAMENTO
5	TRAUMA
6	INFLAMAÇÃO
7	OUTROS

D) TEMPO APROXIMADO DE DOENÇA

DIAS	
MESES	
ANOS	

E) DIAGNÓSTICO PRÉVIO

1	NÃO
2	SIM – QUAL

F) MÉTODO DIAGNÓSTICO

1	AUTOEXAME
2	EXAME CLÍNICO DAS MAMAS
3	MAMOGRAFIA
4	ULTRASSONOGRAFIA
5	RESSONÂNCIA MAGNÉTICA
6	OUTROS

G) CITOLOGIA

1	PAAF
2	DESCARGA PAPILAR
3	*IMPRINT*

H) BIÓPSIAS

1	*CORE*
2	INCISIONAL
3	EXCISIONAL

I) TRATAMENTO PRÉVIO

9	NÃO
1	TUMORECTOMIA
2	SEGMENTECTOMIA
3	MASTECTOMIA
4	ESVAZIAMENTO AXILAR
5	QUIMIOTERAPIA
6	RADIOTERAPIA
7	HORMONOTERAPIA

J) HISTÓRICOS

MENARCA	
MENOPAUSA	
	1 FISIOLÓGICA
	2 NÃO FISIOLÓGICA
DUM	
G P A	
GRAVIDEZ EM SEMANAS	
IDADE NA 1ª GESTAÇÃO	
TEMPO DE LACTAÇÃO	
TEMPO DE USO DE CONTRACEPTIVO ORAL	
USO DO TRH	1 SIM 2 NÃO
QUAL	

TEMPO DE USO DE TRH	MESES
HISTÓRIA PATOLÓGICA PREGRESSA DA MAMA	1 MASTITE
	2 LESÃO BENIGNA
	3 LESÃO MALIGNA
ANTECEDENTE FAMILIAR CÂNCER DE MAMA	9 NÃO
	1 MÃE
	2 IRMÃ
	3 FILHA
	4 OUTROS
ANTECEDENTE FAMILIAR DE OUTROS CÂNCERES – DESCREVER	
COMORBIDADES (DESCREVER)	

K) EXAME ESPECIALIZADO

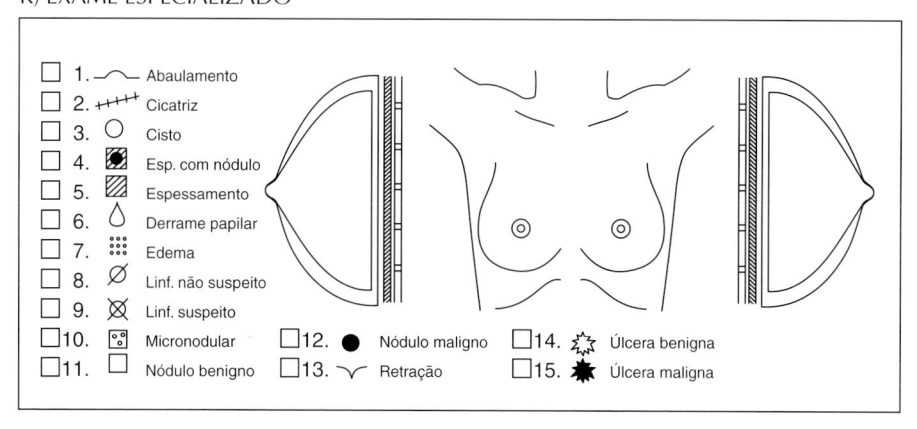

- 1. Abaulamento
- 2. Cicatriz
- 3. Cisto
- 4. Esp. com nódulo
- 5. Espessamento
- 6. Derrame papilar
- 7. Edema
- 8. Linf. não suspeito
- 9. Linf. suspeito
- 10. Micronodular
- 11. Nódulo benigno
- 12. Nódulo maligno
- 13. Retração
- 14. Úlcera benigna
- 15. Úlcera maligna

L) CLASSIFICAÇÃO

	TUMOR 1º	ULCERAÇÃO PAPILAR	TAMANHO	NÓDULOS EDEMA CUTÂNEO	FIXAÇÃO TÓRAX PELE	CARCI-NOMA INFLAMA-TÓRIO	CLASSIFI-CAÇÃO
1	NÃO PODE SER AVALIADO						TX
2	AUSENTE	AUSENTE	AUSENTE	AUSENTE	AUSENTE	AUSENTE	T0
3	PRESENTE	LIMITADA À PAPILA					TIS
4			< 0,1 cm				MICRO-INVASOR
5			0,2-0,5				T1A
6			0,6-1 cm				T1B
7			1,1-2				T1C
8			2,1-5				T2
9			> 5				T3
10				PRESENTE			T4A
11					PRESENTE		T4B
12						PRESENTE	T4C
13							T4D
LINFONODOS REGIONAIS							
15	NÃO PODE SER AVALIADO						NX
16	SEM METÁSTASE						N0
14	AXILARES HOMOLATERAIS MÓVEIS						N1
15	FIXOS						N2a
16	MAMÁRIA INTERNA						N2b
17	INFRA-CLAVICULAR						N3a
18	MAMÁRIA INTERNA E AXILAR						N3b
19	SUPRA-CLAVICULAR						N3c
METÁSTASE							
20	NÃO PODE SER AVALIADA						MX
21	AUSENTE						M0
22	PRESENTE						M1
23	ESTÁDIOS	0	TX	N0	M0		
24		1	T1	N0	M0		
25		IIA	T0	N1	M0		
26			T1	N1	M0		
27			T2	N0	M0		

28		IIB	T2	N1	M0		
29			T3	N0	M0		
30		IIIA	T0	N2	M0		
31			T1	N2	M0		
32			T2	N2	M0		
33			T3	N1, N2	M0		
34		IIIB	T4	QN	M0		
35			QT	N3	M0		
36		IV	QT	QN	M1		

DIMENSÃO DO TUMOR MAMÁRIO (cm)	
37	CLÍNICO
38	MAMOGRÁFICO
39	ULTRASSONO-GRÁFICO
40	RM/OUTRO

M) DIAGNÓSTICO

N) PROPOSTA DE TRATAMENTO

REQUISIÇÃO DE EXAME MAMOGRÁFICO

MINISTÉRIO DA SAÚDE

REQUISIÇÃO DA MAMOGRAFIA
Programa Nacional de Controle do Câncer do Colo do Útero e da Mama

UF

Código da Unidade de Saúde (CNES)

Unidade de Saúde

Código Município

Município

Prontuário

ATENÇÃO: Não serão processados os exames que não tiverem o nome, idade, endereço e nome da mãe da paciente preenchidos

INFORMAÇÕES PESSOAIS

Cartão SUS

Sexo
☐ Masculino ☐ Feminino

Nome Completo do(a) Paciente

Apelido do(a) paciente

Nome Completo da Mãe

Identidade

Órgão Emissor

UF

CNPF (CPF)

Data de Nascimento

Idade

Cor/Raça
☐ Branca ☐ Preta ☐ Parda ☐ Amarela ☐ Indígena

Dados Residenciais
Logradouro

Número

Complemento

Bairro

UF

Código Município

Município

CEP

DDD

Telefone

Logradouro

Escolaridade
☐ Analfabeta ☐ Ensino Fundamental Incompleto ☐ Ensino Fundamental Completo ☐ Ensino Médio Completo ☐ Ensino Superior Completo

DADOS DA ANAMNESE (UNIDADE SOLICITANTE)

1. Tem nódulo ou caroço na mama?
☐ Sim, mama direita
☐ Sim, mama esquerda
☐ Não

2. Apresenta risco elevado* para câncer de mama?
☐ Sim
☐ Não
☐ Não sabe

3. Antes desta consulta, teve suas mamas examinadas por um profissional de saúde?
☐ Sim
☐ Nunca foram examinadas anteriormente

4. Fez mamografia alguma vez?
☐ Sim. Quando fez a última mamografia?
☐ Não
☐ Não sabe

* Risco elevado são:
Mulheres com história familiar de pelo menos um parente de primeiro grau com diagnóstico de:
- câncer de mama antes dos 50 anos de idade;
- câncer de mama bilateral ou câncer de ovário em qualquer faixa etária.
Mulheres com história familiar de câncer de mama masculino.
Mulheres com diagnóstico histopatológico de lesão mamária proliferativa com atipia ou neoplasia lobular *in situ*.

INDICAÇÃO CLÍNICA

5. Mamografia diagnóstica ☐ Mama esquerda ☐ Mama direita ☐ Ambas

☐ 5a. Achados no exame clínico

Mama direita
☐ Lesão papilar   Descarga papilar ☐ Cristalina
☐ Hemorrágica
Nódulo:
Localização
☐ QSL ☐ QIL ☐ QSM ☐ QIM ☐ UQlat
☐ UQsup ☐ UQmed ☐ UQinf ☐ RRA ☐ PA
Espessamento:
Localização
☐ QSL ☐ QIL ☐ QSM ☐ QIM ☐ UQlat
☐ UQsup ☐ UQmed ☐ UQinf ☐ RRA ☐ PA

Linfonodo palpável ☐ Axilar ☐ Supraclavicular

Mama esquerda
☐ Lesão papilar   Descarga papilar ☐ Cristalina
☐ Hemorrágica
Nódulo:
Localização
☐ QSL ☐ QIL ☐ QSM ☐ QIM ☐ UQlat
☐ UQsup ☐ UQmed ☐ UQinf ☐ RRA ☐ PA
Espessamento:
Localização
☐ QSL ☐ QIL ☐ QSM ☐ QIM ☐ UQlat
☐ UQsup ☐ UQmed ☐ UQinf ☐ RRA ☐ PA

Linfonodo palpável ☐ Axilar ☐ Supraclavicular

☐ 5b. Controle radiológico Categoria 3
Mama direita   Mama esquerda
☐ Nódulo ☐
☐ Microcalcificação ☐
☐ Assimetria focal ☐
☐ Assimetria difusa ☐
☐ Área densa ☐
☐ Distorção focal ☐

☐ 5c. Lesão com diagnóstico de câncer
Mama direita   Mama esquerda
☐ Nódulo ☐
☐ Microcalcificação ☐
☐ Assimetria focal ☐
☐ Assimetria difusa ☐
☐ Área densa ☐
☐ Distorção focal ☐

☐ 5d. Avaliação da resposta de QT neoadjuvante

6. ☐ Mamografia de rastreamento

Data da solicitação   Examinador
└─┴─┘/└─┴─┘/└─┴─┴─┴─┘

Número do Exame: └─┴─┴─┴─┴─┴─┴─┴─┴─┘   Número a ser preenchido pelo serviço de mamografia

ORIENTAÇÕES PARA PREENCHIMENTO

5. Mamografia Diagnóstica

5a. Achados no exame clínico — Mamografia realizada nas mulheres com sinal e sintoma de câncer de mama (os sinais e sintomas contemplados no formulário são: lesão papilar, descarga papilar espontânea, nódulo, espessamento e linfonodo axilar e supraclavicular)

5b. Controle radiológico de lesão Categoria 3 (BI-RADS®) — Mamografia realizada em paciente com laudo anterior de lesão provavelmente benigna

5c. Lesão com diagnóstico de câncer — Mamografia realizada em paciente já com diagnóstico de câncer de mama, por histopatológico, mas antes do tratamento

5d. Avaliação de resposta à quimioterapia neoadjuvante — Mamografia realizada após a quimioterapia neoadjuvante, para avaliação da resposta

6. Mamografia de rastreamento — Mamografia realizada nas mulheres assintomáticas (sem sinais e sintomas de câncer de mama), com idade entre 50 e 69 anos ou maiores de 35 anos com histórico familiar de câncer de mama.
Atenção: mastalgia não é sinal de câncer de mama

Localização

QSL - Quadrante superior lateral
QIL - Quadrante inferior lateral
QSM - Quadrante superior medial
QIM - Quadrante inferior medial
UQlat - União dos quadrantes laterais
UQsup - União dos quadrantes superiores
UQint - União dos quadrantes internos
UQmed - União dos quadrantes mediais
RRA - Região retroareolar
RC - Região central (união de todos os quadrantes)
PA - Prolongamento axilar
NR - Não realizado

MINISTÉRIO DA SAÚDE — RESULTADO DA MAMOGRAFIA

Programa Nacional de Controle do Câncer do Colo do Útero e da Mama

Nome Completo do(a) Paciente

Sexo: ☐ Masculino ☐ Feminino

IDENTIFICAÇÃO DA UNIDADE RADIOLÓGICA

CNPJ do Serviço de Radiologia

☐ Paciente não SUS (não gera BPA)

Número do Exame *(idem ao número do formulário de requisição)*

Número do Serviço de Radiologia

Recebido em: ___/___/___

DADOS DA ANAMNESE (UNIDADE RADIOLÓGICA)

7. História menstrual
Última menstruação ☐☐☐☐☐☐☐☐   ☐ Não lembra
Menopausa ☐☐ anos   ☐ Não lembra
☐ Nunca menstruou

8. Usa hormônio/remédio para tratar menopausa?
☐ Sim   ☐ Não   ☐ Não sabe

9. Você está grávida?
☐ Sim   ☐ Não   ☐ Não sabe

10. Fez radiografia da mama? Em que ano?
☐ Sim, mama direita ☐☐☐☐
☐ Sim, mama esquerda ☐☐☐☐
☐ Não   ☐ Não sabe

11. Fez cirurgia de mama? Em que ano?

Mama direita		Mama esquerda
☐☐☐☐	Tumorectomia	☐☐☐☐
☐☐☐☐	Segmentectomia	☐☐☐☐
☐☐☐☐	Dutectomia	☐☐☐☐
☐☐☐☐	Mastectomia	☐☐☐☐
☐☐☐☐	Mastectomia poupadora de pele	☐☐☐☐
☐☐☐☐	Esvaziamento axilar	☐☐☐☐
☐☐☐☐	Biópsia de linfonodo sentinela	☐☐☐☐
☐☐☐☐	Reconstrução mamária	☐☐☐☐
☐☐☐☐	Plástica redutora	☐☐☐☐
☐☐☐☐	Plástica com implantes	☐☐☐☐

☐ Não fez cirurgia

ACHADO RADIOLÓGICO

Número de filmes: ☐☐

Mama direita: **Pele:** ☐ Normal   ☐ Espessada   ☐ Retraída
Composição da mama: ☐ Densa   ☐ Adiposa   ☐ Predominantemente densa   ☐ Predominantemente adiposa

☐ Nódulo: Localização _____ Tamanho _____ Contorno _____ Limite _____
☐ Nódulo: Localização _____ Tamanho _____ Contorno _____ Limite _____
☐ Nódulo: Localização _____ Tamanho _____ Contorno _____ Limite _____

☐ Microcalcificações: Localização _____ Forma _____ Distribuição _____
☐ Microcalcificações: Localização _____ Forma _____ Distribuição _____
☐ Microcalcificações: Localização _____ Forma _____ Distribuição _____

☐ Assimetria focal: Localização _____   ☐ Distorção focal: Localização _____
☐ Assimetria focal: Localização _____   ☐ Distorção focal: Localização _____

☐ Assimetria difusa: Localização _____   ☐ Área densa: Localização _____
☐ Assimetria difusa: Localização _____   ☐ Área densa: Localização _____

Linfonodos axilares
☐ Normais   ☐ Não visibilizados   ☐ Aumentados   ☐ Densos   ☐ Confluentes   Dilatação ductal: Região retroareolar ☐

Outros achados
☐ Nódulo com densidade de gordura (sugere lipoma)   ☐ Calcificações vasculares   ☐ Distorção arquitetural por cirurgia
☐ Nódulo calcificado (sugere fibroadenoma)   ☐ Outras calcificações de aspecto benigno (cutâneas, "casca de ovo", leite de cálcio, distróficas etc.)   ☐ Implante íntegro
☐ Nódulo com densidade heterogênea (sugere fibroadenolipoma)   ☐ Linfonodos intramamários   ☐ Implante com sinais de ruptura

ACHADO RADIOLÓGICO

Mama esquerda Pele ☐ Normal ☐ Espessada ☐ Retraída
Composição da mama: ☐ Densa ☐ Adiposa ☐ Predominantemente densa ☐ Predominantemente adiposa

☐ Nódulo: Localização _____ Tamanho _____ Contorno _____ Limite _____
☐ Nódulo: Localização _____ Tamanho _____ Contorno _____ Limite _____
☐ Nódulo: Localização _____ Tamanho _____ Contorno _____ Limite _____

☐ Microcalcificações: Localização _____ Forma _____ Distribuição _____
☐ Microcalcificações: Localização _____ Forma _____ Distribuição _____
☐ Microcalcificações: Localização _____ Forma _____ Distribuição _____

☐ Assimetria focal: Localização _____ ☐ Distorção focal: Localização _____
☐ Assimetria focal: Localização _____ ☐ Distorção focal: Localização _____

☐ Assimetria difusa: Localização _____ ☐ Área densa: Localização _____
☐ Assimetria difusa: Localização _____ ☐ Área densa: Localização _____

Linfonodos axilares
☐ Normais ☐ Não visibilizados ☐ Aumentados ☐ Densos ☐ Confluentes   Dilatação ductal: Região retroareolar ☐

Outros achados
☐ Nódulo com densidade de gordura (sugere lipoma)   ☐ Calcificações vasculares   ☐ Distorção arquitetural por cirurgia
☐ Nódulo calcificado (sugere fibroadenoma)   ☐ Outras calcificações de aspecto benigno   ☐ Implante íntegro
(cutâneas, "casca de ovo", leite de cálcio, distróficas etc.)   ☐ Implante com sinais de ruptura
☐ Nódulo com densidade heterogênea (sugere fibroadenolipoma)   ☐ Linfonodos intramamários

CONCLUSÃO DIAGNÓSTICA

Categorias BI-RADS®:   **Recomendações:**

Mama direita   Mama esquerda   Mama direita   Mama esquerda
☐   Categoria 0 - Avaliação adicional com ultrassonografia   ☐   ☐ Complementação com ultrassonografia ☐
☐   Categoria 1 - Sem achados mamográficos   ☐   ☐ Mamografia em até 2 anos   ☐
☐   Categoria 2 - Achados mamográficos benignos   ☐   ☐ Controle radiológico em 6 meses   ☐
☐   Categoria 3 - Achados mamográficos provavelmente benignos ☐ ☐ Controle radiológico em 1 ano   ☐
☐   Categoria 4 - Achados mamográficos suspeitos   ☐   ☐ Histopatológico   ☐
☐   Categoria 5 - Achados mamográficos altamente suspeitos   ☐   ☐ Terapêutica específica   ☐
☐   Categoria 6 - Achados mamográficos já biopsiados   ☐
          com diagnóstico de câncer

Observações gerais: _____

Data da liberação do resultado |__|__| |__|__| |__|__|__|__|
Médico responsável pelo resultado _____   CRM |__|__|__|__|__|__| CNPF (CPF) |__|__|__|__|__|__|__|__|__|__|__|

Orientação de preenchimento

Opções disponíveis para preenchimento dos campos do Achado Radiológico

IMPORTANTE: Não utilizar outras opções ou abreviações que não estejam descritas a seguir.

Localização: para descrição dos achados de localização para os campos de Nódulos, Microcalcificações Assimetria focal, Assimetria difusa, Distorsão focal e densa

QSL - Quadrante superior lateral
QIL - Quadrante inferior lateral
QSM - Quadrante superior medial
QIM - Quadrante inferior medial
UQlat - União dos quadrantes laterais
UQsup - União dos quadrantes superiores

UQint - União dos quadrantes internos
UQmed - União dos quadrantes mediais
RRA - Região retroareolar
RC - Região central (união de todos os quadrantes)
PA - Prolongamento axilar
NR - Não realizado

Nódulos:
Tamanho (sempre em milímetros): < 10 mm / 11-20 mm / 21-50 mm / 50 mm
Contorno: Regular / Lobulado / Irregular / Espiculado
Limites: Definidos / Parcialmente definidos / Pouco definidos

Microcalcificações
Localização: idem ao nódulo
Forma: arredondadas / Puntiformes / Irregulares / Ramificadas
Distribuição: Agrupadas / Segmento mamário / Trajeto ductal

Atenção: Descrever a localização, tamanho, contorno e limite para cada nódulo observado. A mesma regra deve ser observada para as microcalcificações (localização, forma e distribuição).

REQUISIÇÃO DE EXAME CITOPATOLÓGICO DA MAMA

MINISTÉRIO DA SAÚDE — REQUISIÇÃO DO EXAME CITOPATOLÓGICO-MAMA

Programa Nacional de Controle do Câncer do Colo do Útero e da Mama

UF ☐☐
CNES ☐☐☐☐☐☐☐
Unidade de Saúde ☐☐☐☐☐☐☐☐☐☐☐☐☐☐☐☐☐☐☐☐☐☐☐☐☐☐☐☐☐☐☐☐
Código Município ☐☐☐☐☐☐☐
Município ☐☐☐☐☐☐☐☐☐☐☐☐☐☐☐☐☐☐☐
Prontuário ☐☐☐☐☐☐☐☐☐☐☐

INFORMAÇÕES PESSOAIS

Cartão SUS ☐☐☐☐☐☐☐☐☐☐☐☐☐☐☐
Sexo ☐ Masculino ☐ Feminino
Nome Completo do(a) Paciente ☐☐
Apelido do(a) paciente ☐☐☐☐☐☐☐☐☐☐☐☐☐☐☐☐☐☐☐☐
Nome Completo da Mãe ☐☐☐
Identidade ☐☐☐☐☐☐☐☐☐☐☐
Órgão Emissor ☐☐☐☐☐
UF ☐☐
CNPF (CPF) ☐☐☐☐☐☐☐☐☐☐☐
Data de Nascimento ☐☐/☐☐/☐☐☐☐
Idade ☐☐☐
Cor/Raça ☐ Branca ☐ Preta ☐ Parda ☐ Amarela ☐ Indígena

Dados Residênciais
Logradouro ☐☐☐
Número ☐☐☐☐☐☐
Complemento ☐☐☐☐☐☐☐☐☐☐☐☐☐☐
Bairro ☐☐☐☐☐☐☐☐☐☐☐☐☐☐☐☐☐☐☐
UF ☐☐
Código Município ☐☐☐☐☐☐☐
Município ☐☐☐☐☐☐☐☐☐☐☐☐☐☐☐☐☐☐
CEP ☐☐☐☐☐-☐☐☐
DDD ☐☐☐
Telefone ☐☐☐☐-☐☐☐☐☐☐
Ponto de Referência ☐☐☐☐☐☐☐☐☐☐☐☐☐☐☐☐☐☐☐☐☐☐☐☐☐☐

Escolaridade: ☐ Analfabeta ☐ Ensino Fundamental Incompleto ☐ Ensino Fundamental Completo ☐ Ensino Médio Completo ☐ Ensino Superior Completo

DADOS DA ANAMNESE

1. Achou recentemente um nódulo ou caroço na mama? (Há menos de 1 mês)
☐ Sim, mama direita
☐ Sim, mama esquerda
☐ Não

3. Apresenta risco elevado* para câncer de mama?
☐ Sim
☐ Não
☐ Não sabe

2. Você está grávida ou amamentando?
☐ Sim
☐ Não
☐ Não sabe

* Risco elevado são:
Mulheres com história familiar, de pelo menos, um parente de primeiro grau com diagnóstico de:
- câncer de mama antes dos 50 anos de idade;
- câncer de mama bilateral ou câncer de ovário em qualquer faixa etária.
Mulheres com história familiar de câncer de mama masculino.
Mulheres com diagnóstico histopatológico de lesão mamária proliferativa com atipia ou neoplasia lobular *in situ*.

EXAME CLÍNICO DAS MAMAS

4. Descrição do exame

MAMA

Descarga papilar
☐ Cristalina ☐ Hemorrágica

Nódulo (tumor)
☐ Sólido ☐ Cístico ☐ Sólido-cístico

Localização
☐ QSL ☐ QIL ☐ QSM ☐ QIM ☐ UQlat
☐ UQsup ☐ UQmed ☐ UQinf ☐ RRA ☐ PA

Observação: em caso de múltiplas lesões deverá ser preenchido um formulário para cada lesão e os diferentes materiais colhidos deverão ser enviados para um mesmo laboratório.

5. Material enviado:
☐ Mama direita
☐ Mama esquerda
☐ Descarga papilar
☐ Punção aspirativa
☐ Conteúdo cístico

6. Tem tumor residual após punção?
☐ Sim
☐ Não

7. Tumor sólido puncionado é o tumor residual?
☐ Sim
☐ Não

8. Número de lâminas/mL enviadas(os): ☐☐☐

Data da coleta ☐☐/☐☐/☐☐☐☐
Examinador ☐☐☐☐☐☐☐☐☐☐☐☐☐☐☐☐☐☐☐☐☐☐☐☐☐

ATENÇÃO: Não serão processados os exames que não tiverem o nome, idade, endereço e nome da mãe da paciente preenchidos

IDENTIFICAÇÃO DO LABORATÓRIO

CNPJ do Laboratório

Número do Exame

Nome do Laboratório

Recebido em: ☐☐ / ☐☐ / ☐☐☐☐

RESULTADO

Localização:

☐ Mama direita   ☐ Mama esquerda

Material recebido - nº de lâminas/mL ☐☐

Adequabilidade do material

☐ Satisfatório

☐ Insatisfatório por _____

RESULTADO DA PUNÇÃO ASPIRATIVA

Processos benignos. Negativo para malignidade compatível com:

☐ Mastite
☐ Abscesso subareolar recorrente
☐ Fibroadenoma
☐ Necrose gordurosa
☐ Condição fibrocística mamária
☐ Lesão epitelial benigna proliferativa sem atipias
☐ Outros (exclusivamente benignos) _____

_____

Padrão citopatológico de malignidade indeterminada compatível com:

☐ Tumor papilar
☐ Tumor filoide
☐ Outros _____

Padrão citopatológico suspeito para malignidade:

☐ Lesão epitelial proliferativa com atipias
☐ Outros _____

_____

Padrão citopatológico positivo para malignidade compatível com:

☐ Carcinoma ductual
☐ Carcinoma lobular
☐ Outros (exclusivamente malignos) _____

_____

RESULTADO DA DESCARGA PAPILAR / CONTEÚDO CÍSTICO

Padrão citopatológico da amostra

☐ Material acelular
☐ Negativo para malignidade
☐ Padrão citopatológico de malignidade indeterminada
☐ Positivo para malignidade
☐ Consistente com lesão papilar
☐ Consistente com processo inflamatório

Observações:

_____

_____

Data da liberação do resultado

☐☐ / ☐☐ / ☐☐☐☐

Médico responsável pelo resultado   CRM   CNPF (CPF)

Localização

QSL - *Quadrante superior lateral*
QIL - *Quadrante inferior lateral*
QSM - *Quadrante superior medial*
QIM - *Quadrante inferior medial*
UQlat - *União dos quadrantes laterais*
UQsup - *União dos quadrantes superiores*
UQmed - *União dos quadrantes mediais*
UQinf - *União dos quadrantes inferiores*
RRA - *Região retroareolar*
PA - *Prolongamento axilar*

REQUISIÇÃO DE EXAME HISTOPATOLÓGICO DA MAMA

MINISTÉRIO DA SAÚDE

REQUISIÇÃO DE EXAME HISTOPATOLÓGICO - MAMA
Programa Nacional de Controle do Câncer do Colo do Útero e da Mama

UF
Código da Unidade de Saúde (CNES)
Unidade de Saúde
Código Município   Município   Prontuário

INFORMAÇÕES PESSOAIS

Cartão SUS
Sexo: ☐ Masculino ☐ Feminino
Nome Completo do(a) Paciente
Apelido do(a) paciente
Nome Completo da Mãe
Identidade   Órgão Emissor   UF   CNPF (CPF)
Data de Nascimento   Idade   Cor/Raça
☐ Branca ☐ Preta ☐ Parda ☐ Amarela ☐ Indígena

Dados Residenciais
Logradouro
Número   Complemento
Bairro   UF
Código Município   Município
CEP   DDD   Telefone
Ponto de Referência
Escolaridade
☐ Analfabeta ☐ Ensino Fundamental Incompleto ☐ Ensino Fundamental Completo ☐ Ensino Médio Completo ☐ Ensino Superior Completo

DADOS CLÍNICOS

1. Tipo de exame histopatológico
   ☐ Revisão de lâmina
   ☐ Imuno-histoquímica
   ☐ Biópsia/Peça

2. Apresenta risco elevado* para câncer de mama?
   ☐ Sim
   ☐ Não
   ☐ Não sabe

* Risco elevado são:
Mulheres com história familiar, de pelo menos um parente de primeiro grau com diagnóstico de:
- câncer de mama antes dos 50 anos de idade;
- câncer de mama bilateral ou câncer de ovário em qualquer faixa etária.
Mulheres com história familiar de câncer de mama masculino.
Mulheres com diagnóstico histopatológico de lesão mamária proliferativa com atipia ou neoplasia lobular *in situ*.

3. Você está grávida ou amamentando?
   ☐ Sim
   ☐ Não
   ☐ Não sabe

4. Tratamento anterior para câncer de mama?
   ☐ Sim
   ☐ Não

4a. Tipo de tratamento
   ☐ Cirurgia mesma mama   ☐ Radioterapia mesma mama
   ☐ Cirurgia outra mama   ☐ Radioterapia outra mama
   ☐ Quimioterapia   ☐ Hormônio

Data da coleta

5. Detecção da lesão:
   ☐ Exame Clínico da Mama ☐ Imagem (não palpável)

5a. Diagnóstico de Imagem
   ☐ Microcalcificação   ☐ Nódulo
   ☐ Distorção   ☐ Assimetria

6. Característica da lesão
   ☐ MAMA DIREITA   ☐ MAMA ESQUERDA
   Localização
   ☐ QSL   ☐ QIL   ☐ QSM   ☐ QIM
   ☐ UQlat   ☐ UQsup   ☐ UQmed   ☐ UQinf
   ☐ RRA   ☐ PA

   TAMANHO
   ☐ < 2cm   ☐ 2 a 5 cm   ☐ Não palpável
   ☐ > 5 a 10 cm   ☐ > 10 cm

7. Linfonodo axilar palpável?
   ☐ Sim
   ☐ Não

8. Material enviado procedente de:
   ☐ Biópsia incisional   ☐ Excisão de ductos principais
   ☐ Biópsia excisional   ☐ Mastectomia glandular
   ☐ Biópsia por agulha grossa *(core-biopsy)*   ☐ Ressecção segmentar com esvaziamento axilar
   ☐ Biópsia estereotáxica
   ☐ Ressecção segmentar   ☐ Mastectomia simples
   ☐ Mastectomia radical e radical simplificada

Examinador

ATENÇÃO: Não serão processados os exames que não tiverem o nome, idade, endereço e nome da mãe da paciente preenchidos

IDENTIFICAÇÃO DO LABORATÓRIO

CNPJ do Laboratório

Número do Exame

Nome do Laboratório

Recebido em: ___ / ___ / ___

RESULTADO

Procedimento cirúrgico

☐ Biópsia incisional ☐ Biópsia excisional ☐ Biópsia por agulha grossa *(core-biopsy)* ☐ Biópsia estereotáxica ☐ Ressecção segmentar
☐ Excisão de ductos principais ☐ Mastectomia glandular ☐ Ressecção segmentar com esvaziamento axilar ☐ Mastectomia simples
☐ Mastectomia radical e radical modificada

Recebido em ___ / ___ / ___

EXAME MACROSCÓPICO

Adequalidade do material
☐ Satisfatório ☐ Insatisfatório por _____

TAMANHO DO TUMOR

Dimensão máxima tumor dominante
☐ < 2 cm ☐ 2-5 cm ☐ > 5 cm ☐ Não avaliável

Dimensão máxima tumor secundário
☐ < 2 cm ☐ 2-5 cm ☐ > 5 cm ☐ Não avaliável

EXAME MICROSCÓPICO

MICROCALCIFICAÇÕES
☐ SIM ☐ Não

LESÃO DE CARÁTER BENIGNO
☐ Hiperplasia ductal sem atipias
☐ Hiperplasia ductal com atipias
☐ Hiperplasia lobular com atipias
☐ Adenose, SOE
☐ Lesão esclerosante radial
☐ Condição fibrocística
☐ Fibroadenoma
☐ Papiloma solitário
☐ Papiloma múltiplo
☐ Papilomatose florida do mamilo
☐ Mastite _____
☐ Outros _____

LESÃO DE CARÁTER NEOPLÁSICO MALIGNO (TIPO PREDOMINANTE)
☐ Carcinoma intraductal (*in situ*) de baixo grau histológico
☐ Carcinoma intraductal (*in situ*) de grau intermediário
☐ Carcinoma intraductal (*in situ*) de alto grau histológico
☐ Carcinoma lobular (*in situ*)
☐ Doença de Paget do mamilo sem tumor associado
☐ Carcinoma ductal infiltrante
☐ Carcinoma ductal infiltrante com componente intraductal predominante
☐ Carcinoma lobular invasivo
☐ Carcinoma tubular
☐ Carcinoma mucinoso
☐ Carcinoma medular
☐ Outros _____

TIPO HISTOLÓGICO ASSOCIADO SECUNDÁRIO
☐ Sim - especifique _____
☐ Não

OUTROS ASPECTOS HISTOLÓGICOS
Multifocalidade do tumor ☐ Sim ☐ Não ☐ Não avaliável
Multicentricidade do tumor ☐ Sim ☐ Não ☐ Não avaliável
Grau histológico ☐ I ☐ II ☐ III ☐ Não avaliável
Invasão vascular ☐ Sim ☐ Não ☐ Não avaliável
Infiltração perineural ☐ Sim ☐ Não ☐ Não avaliável
Embolização linfática ☐ Sim ☐ Não ☐ Não avaliável
Extensão do tumor
Pele ☐ Sim. Com ulceração ☐ Sim. Sem ulceração
☐ Não   Não avaliável ☐
Mamilo ☐ Sim ☐ Não ☐ Não avaliável
Músculo peitoral ☐ Sim ☐ Não ☐ Não avaliável
Fáscia do peitoral ☐ Sim ☐ Não ☐ Não avaliável
Gradil costal ☐ Sim ☐ Não ☐ Não avaliável
Margens ☐ Livres (sem tumor detectável) ☐ Comprometidas ☐ Não avaliável
Cirúrgicas
Linfonados ☐ Axilares ☐ Supraclaviculares
Número de linfonodos avaliados
Número de linfonodos comprometidos
☐ 0 (zero) ☐ 1 a 3 ☐ 4 a 10 ☐ mais de 10
Presença de coalescência linfonodal ☐ Sim ☐ Não ☐ Não avaliável
Extravasamento da cápsula linfonodal ☐ Sim ☐ Não ☐ Não avaliável
Receptores hormonais:
Receptor de estrógeno ☐ Positivo ☐ Negativo ☐ NR
Receptor de progesterona ☐ Positivo ☐ Negativo ☐ NR
Outros estudos imuno-histoquímicos:
☐ Sim, especifique _____
☐ Não
Observações _____

Data da liberação do resultado ___ / ___ / ___

Médico responsável pelo resultado   CRM   CNPF(CPF)

Localização

QSL - *Quadrante superior lateral*
QIL - *Quadrante inferior lateral*
QSM - *Quadrante superior medial*
QIM - *Quadrante inferior medial*
UQlat - *União dos quadrantes laterais*
UQsup - *União dos quadrantes superiores*
UQmed - *União dos quadrantes mediais*
UQinf - *União dos quadrantes inferiores*
RRA - *Região retroareolar*
PA - *Prolongamento axilar*

BIBLIOGRAFIA

Almeida OJ, Alvarenga M, Cecatti JG *et al*. Punção aspirativa por agulha fina: desempenho no diagnóstico diferencial de nódulos mamários palpáveis. *Rev Bras Ginecologia e Obstetrícia.*, Rio de Janeiro 1998;20(8):463-67.

American College of Radiology. *Breast imaging reporting and data system: BI-RADS®*. 4th ed. Reston, VA: American College of Radiology, 2003.

Amir E, Evans DG, Shenton A *et al*. Evaluation of breast cancer risk assessment packages in the family history evaluation and screening programme. *J Med Genet* 2003;40:807-14.

Barros A, Cardoso MA, Sheng PY *et al*. Radioguided localization of non-palapable breast lesions and simultaneous sentinel lymp node mapping. *Eur J Nucl Med* 2002;29:1561.

Basegio LD, Silva HMS, Souza JRC *et al*. Série manual de consultas da Sociedade Brasileira de Mastologia: *diagnóstico por imagem da mama*. Rio de Janeiro: Revinter, 2007.

Bassett L, Jackson VP, Jahan R *et al*. *Doenças da mama, diagnóstico e tratamento*. Rio de Janeiro: Revinter, 2000.

Berner A, Davidson B, Sigstad E *et al*. Fine-needle aspiration cytology vs core biopsy in the diagnosis of breast lesions. *Diagnostic Cytopathology* 2003 dec.;29(6):344-48.

Bland KI, Copeland III EM. *A mama: tratamento compreensivo das doenças benignas e malignas*. São Paulo: Manole, 1994.

Boff RA, Winsintainer F, Amorim G. *Manual de diagnóstico e terapêutica em mastologia*. Caxias do Sul: Mesa Redonda, 2007.

Boff RA. *Linfonodo sentinela no câncer de mama: atualização*. Caxias do Sul: Amecs, 2004.

Brasil. Diário Oficial da União. Lei 11.664 de 29 de abril de 2008, publicado em 30 de abril de 2008. Dispõe sobre a efetivação de ações de saúde que assegurem a prevenção, a detecção, o tratamento e o seguimento dos cânceres do colo uterino e de mama, no âmbito do Sistema Único de Saúde – SUS. Disponível em: <http://www6.senado.gov.br/legislacao/ListaTextoIntegral.htm>. Acesso em: 12 abr. 2009.

Brasil. Fichas padronizadas de requisição de mamografia, de exames citológico e histopatológico do Instituto Nacional de Câncer, 2009.

Brasil. Ministério da Saúde. Condutas do Instituto Nacional do Câncer. Câncer de mama. *Rev Bras Cancerologia* 2001;47(1):9-19.

Brasil. Ministério da Saúde. Instituto Nacional do Câncer. *Parâmetros técnicos para programação de ações de detecção precoce do câncer de mama*. Rio de Janeiro, 2006.

Brasil. Ministério da Saúde. Norma administrativa – HC III/INCA.

Brasil. Ministério da Saúde. Normas e recomendações do Ministério da Saúde. controle do câncer de mama, documento do consenso. *Rev Bras Cancerologia* 2004;50(2):77-90.

Cançado VA, Gomes ALRR, Oliveira TCF. *Propedêutica em mastologia in Ginecologia e Obstetrícia: manual para concursos*. Rio de Janeiro: Guanabara Koogan, 2007.

Costa MM, Dias NE, Silva HS et al. *Câncer de mama para ginecologistas*. Rio de Janeiro: Revinter, 1994.

De Cicco C, Rossi A, Leonardi L et al. Optimised nuclear medicine method for tumor marking and sentinel node detection occult primary breast lesions. *Eur J Nucl Med* 2004;31(3):349-54.

Dias NE, Calleffi ME, Silva HS et al. *Mastologia atual*. Rio de Janeiro: Revinter, 1994.

Federação Brasileira de Ginecologia e Obstetrícia (FEBRASGO). *Termos de consentimento livre e esclarecido*. Dísponível em: <http://www.febrasgo.com.br. htm>. Acesso em: 12 abr. 2009.

Gardner E, Gray DJ, O'Rahilly R. *Anatomia: estudo regional do corpo humano*. 4. ed. Rio de Janeiro: Guanabara-Koogan, 1978.

Geller BM, Ichikawa LE, Buist DS et al. Improving the concordance of mammography assessment and managment recommendations. *Radiology* 2006.

Geneser F. *Atlas color de histologia*. Madrid: Médica Panamericana,1990.

Harris JR, Lippman ME, Morrow M et al. *Doenças da mama*. 2. ed. Rio de Janeiro: Medsi, 2002.

Heywang-Köbrunner SH, Scheer I, Dershaw DD et al. *Mama, diagnóstico por imagem*. Rio de Janeiro: Revinter, 1999.

Kemp C, Elias S, Borrelli K et al. Punção aspirativa por agulha fina orientada por ultra-sonografia em lesões não-palpáveis. *Rev Bras Ginecologia e Obstetrícia* 2001;23(5):321-27.

Lieske B, Ravichandan D, Wrigth D. Role of fine-needle aspiration cytology and core biopsy in the preoperative diagnosis of screen-detected breast carcinoma. *British Journal of Cancer* 2006;95(1):62-66.

MedlinePlus Medical Encyclopedia. *Female breast*. Disponível em: <http://www.nlm.nih.gov/medlineplus/ency/imagepages/1075.htm>. Acesso em: 10 Jan. 2009.

Menke CH, Biazús JV, Xavier NL et al. *Rotinas em Mastologia*. 2. ed. Porto Alegre: Artmed, 2007.

Miranda WA. *Risco para câncer de mama segundo os modelos de Gail, Claus e a própria impressão da mulher com história familiar de primeiro grau para câncer mamário*. Dissertação (Mestrado). Universidade estadual de Campinas. Campinas, SP, 2004.

Orel SG, Kay N, Reynolds C et al. BI-RADS® categorization as a predictor of malignancy. *Radiology* 1999;211(3):845-50.

Pereira AM. *Banco pessoal de fotos doenças da mama*. Rio Branco, AC: 2005.

Piato S, Piato JRM. *Doenças da mama*. Revinter: Rio de Janeiro, 2006.

Pictures breast anatomy. Dísponível em: <http://www.breastcancer.org/pictures/breast_anatomy/image_1.htm.>. Acesso em: 03 Jan. 2009.

Ricci MD, Carvalho FM, Pinotti M et al. Biópsia mamária assistida a vácuo (mamotomia) guiada por ultra-som: apresentação clinicopatológica de 26 casos. *Rev Bras Mastologia* 2002;12(1):35-38.

Rosen PP, Hoda SA. *Breast Pathology, Diagnosis by needle core biopsy*. 2nd ed. Pennsylvania: Lippincott Williams & Wilkins, 2006.

Sauer G, Deissler H, Strunz K *et al.* Ultrasound-guided large-core needle biopsies of brest lesions: analysis of 962 cases to determine the number of samples for reliable tumor classification. *British Journal of cancer* 2005;92:231-35.

Smith RA, Cokkinides V, Eyre HJ. American Cancer Society Guidelines for the Early Detection of Cancer. *Cancer J Clin* 2006;56(5):254-81.

Sociedade Brasileira de Mastologia. Diretrizes da Regional de Minas Gerais. *Manual de doenças da mama.* Rio de Janeiro: Revinter, 2008.

Sociedade Brasileira de Mastologia. Termos de Consentimento em Mastologia. Disponível em: <http://www.submastologia.com.br/termos.htlm>. Acesso: 10 Jan. 2009.

Testut L, Jacob O, Bernard R. *Compendio de anatomia topográfica con aplicaciones medicoquirurgicas.* 11 ed. Madrid: Salvat, 1992.

Veronesi U. *Mastologia oncológica.* Rio de Janeiro: Medsi, 2001.

Wells Júnior AS, Young VL, Andriole DA. *Cirurgia prática ilustrada: Atlas de cirurgia da mama.* Rio de Janeiro: Revinter, 1997.

World Health OrganizatioN. *Who Library Cataloguing- in- Publication Data.* World health statistcs. 2007.

Yang J, Lee W, Kim SW *et al.* Effect of core-needle biopsy vs fine-needle aspiration on pathologic measurement of tumor size in breast cancer. *Archieves of Surgery* 2005 Feb.;140:125-28. Disponível em: < http://www.archsurg.com.htm>. Acesso em: 10 Ago. 2008.

Índice Remissivo

Os números em *itálico* referem-se às Figuras.
Os números em **negrito** referem-se aos Quadros.

A

AFBM (Alteração Funcional Benigna da Mama), 25
Agulha
  de *core-biopsy*, *23*
    detalhe de, *23*
  grossa, 22
    punção por, 22
Anomalia(s)
  do desenvolvimento mamário, 7-9
    polimastia, *8*
    politelia, *8*
    síndrome de Poland, *9*

B

BI-RADS®
  categorias, **13**, *39*
    mamografia, *39*
      4, *39*
      5, *39*

C

Câncer
  de mama, *36-38*, 44, 53, 54
    classificação histológica do, 53, 54
      proposta pela OMS, 53, 54
    hereditário, 44
      critérios influenciadores para, 44
  mulheres assintomáticas com risco para, *36-38*
    com idade inferior a 35 anos, *40*
    com idade superior a 35 anos, *40*
    de 35 anos ou mais, *36*
    de 40 a 49 anos, *37*
    de 50 a 69 anos, *38*
Carcinoma
  in situ, 31-33
    ductal, *33*
    de mama, *33*
Categoria(s)
  BI-RADS®, **13**, *39*
    mamografia, *39*
      4, *39*
      5, *39*
Cintilografia, 17
Cisto
  mamário, *21*
    punção aspirativa de, *21*
Classificação
  histológica, 53, 54
    do câncer de mama, 53, 54
      proposta pela OMS, 53, 54
  por estádios, 50
  TNM, 49-52
    clínica, 49-52
    UICC, 49-52
Core-biopsy, 22
  agulha de, *23*
    detalhe de, *23*

D

Derrame
  papilar, 26
    conduta no, 26
Desenvolvimento
  mamário, 7-9
    anomalias do, 7-9
      polimastia, *8*
      politelia, *8*
      síndrome de Poland, *9*
Detecção
  precoce, 35-41
    casos discordantes, **41**
      conduta nos, **41**
    exame clínico das mamas, 35
      anual, 35
    mamografia, 35
      anual, 35
      categoria BI-RADS®, *39*
    mulheres assintomáticas, *36-38*
      com idade inferior a 35 anos, *40*
      com idade superior a 35 anos, *40*
      de 35 anos ou mais, *36*
      de 40 a 49 anos, *37*
      de 50 a 69 anos, *38*
Diagnóstico
  na patologia mamária, 11-17
    clínico, 11-17
      anamnese, 11
      exame físico, 11
    por imagem, 11-17
      cintilografia, 17
      mamografia, 12, 15
        digital, 15
      PET;CT, 17
      RM, 16
      ultrassonografia mamária, 15
Drenagem
  linfática, 4, 5
    da mama, 5

E

Estadiamento
  exames de, 45-57
  patológico, 50
Estádio(s)
  classificação por, 50
Exame(s)
  fichas de, 69-81
    padronizados pelo INCA, 69-81
  requisições de, 69-81
    padronizados pelo INCA, 69-81
      citopatológico, 78, 79
      histopatológico, 80, 81
      mamográfico, 74-77

F

Ficha(s)
  clínica, 69-73
    ambulatorial, 69-73
    de mastologia, 69-73
  de exames, 69-81
    padronizados, 69-81
      pelo , 69-81

I

Imagem
  diagnóstico por, 11-17
    na patologia mamária, 11-17
      cintilografia, 17
      mamografia, 12, 15
        digital, 15
      PET;CT, 17
      RM, 16
      ultrassonografia mamária, 15
INCA
  exames padronizados pelo, 69-81
    fichas de, 69-81
    requisições de, 69-81
      citopatológico, 78, 79
      histopatológico, 80, 81
      mamográfico, 74-77
Inspeção
  dinâmica, 11
  estática, 11
Irrigação
  arterial, 5
    da mama, 5

L

Lesão(ões)
  de alto risco, 31-33
    diretrizes, **32**
      de tratamento prognóstico de Van Nuys, **32**
    fatores de recorrência, 31
      local, 31

tratamento das, **32**
  índice prognóstico de Van Nuys, **32**
de mama, *29*, 30
  não palpáveis, 30
    conduta na, *30*
  palpáveis, *29*
    conduta na, *29*
mamária, *14*

M

Mama
  anatomia da, 1-5
    drenagem linfática, 4, *5*
    irrigação arterial, 5
    músculos, *2*, **3**, **4**
      principais, **3**, **4**
    vasos, *2*
  câncer de, *36-38*, 44, 53, 54
    classificação histológica do, 53, 54
      proposta pela OMS, 53, 54
    hereditário, 44
      critérios influenciadores para, 44
    mulheres assintomáticas com risco para, *36-38*
      com idade inferior a 35 anos, *40*
      com idade superior a 35 anos, *40*
      de 35 anos ou mais, *36*
      de 40 a 49 anos, *37*
      de 50 a 69 anos, *38*
  carcinoma ductal de, *33*
    in situ, *33*
  exame clínico das, *35*
    anual, 35
  patologia benigna da, 25-30
    conduta na, 25-30
      AFBM, 25
      derrame papilar, 26
      lesões não palpáveis, 30
      mastites, 27
      nódulos palpáveis, 28
      tumores benignos, 28
  procedimentos invasivos da, 19-24
    core-biopsy, 22
    mamotomia, *23*
    PAAF, 19
    punção, 22
      por agulha grossa, 22
  tumor de, *47*
    T4, *47*

Mamografia, 12
  digital, 15
  lesão detectada à, *30*
    não palpável, *30*
      conduta na, *30*
  na detecção precoce, 35
    anual, 35
Mamotomia, 23
  aparelho de, *24*
Mastite(s)
  não puerperal, 28
  puerperal, 27
Mastologia
  ficha clínica de, 69-73
  ambulatorial, 69-73
Mulher(es)
  assintomáticas, *36-38*
    com risco para câncer de mama, *36-38*
      com idade inferior a 35 anos, *40*
      com idade superior a 35 anos, *40*
      de 35 anos ou mais, *36*
      de 40 a 49 anos, *37*
      de 50 a 69 anos, *38*
  com mamografia BI-RADS®, *39*
    com categoria, *39*
      4, *39*
      5, *39*
Músculo(s)
  da mama, 2
  da região mamária, **3**, **4**
    principais, **3**, **4**

N

Nódulo(s)
  palpáveis, 28

P

PAAF (Punção Aspirativa por Agulha Fina), 19
  de cisto mamário, *21*
  guiada por ultrassonografia, *21*
Paciente
  de alto risco, 43, 44
    fatores histológicos, **43**
    modelos para avaliar, 43
Palpação, 11
Patologia
  benigna da mama, 25-30
    conduta na, 25-30

AFBM, 25
derrame papilar, 26
lesões não palpáveis, 30
mastites, 27
nódulos palpáveis, 28
tumores benignos, 28
mamária, 11-17
   diagnóstico na, 11-17
      clínico, 11-17
      por imagem, 11-17
PET;TC (Tomografia por Emissão de Pósitrons), 17
Poland
   síndrome de, *9*
Politelia, *8*
Polmastia, *8*
Pré-Operatório, 45-47
   exames, *45, 46*
Procedimento(s)
   invasivos, 19-24
      da mama, 19-24
         PAAF, 19
         core-biopsy, 22
         mamotomia, 23
         punção por agulha grossa, 22
Punção
   por agulha grossa, 22

R
Rastreamento
   mamográfico, **13**
      periodicidade ideal do, **13**
Requisição(ões)
   de exames, 69-81
      padronizados pelo , 69-81
         citopatológico, 78, 79

histopatológico, 80, 81
mamográfico, 74-77
RM (Ressonância Magnética), 16

S
Síndrome
   de Poland, *9*

# T
Termo(s)
   de consentimento, 55-68
Tumor (es)
   benignos, 28
   de mama, *47*
      T4, *47*
         > 5 cm, *47*

U
Ultrassom
   lesão detectada ao, *30*
      não palpável, *30*
      conduta na, *30*
Ultrassonografia
   mamária, 15
   PAAF guiada por, *21*

V
Van Nuys
   índice prognóstico de, **32**
      no tratamento das lesões, **32**
   tratamento prognóstico, **32**
      diretrizes de, **32**
Vaso(s)
   da mama, *2*

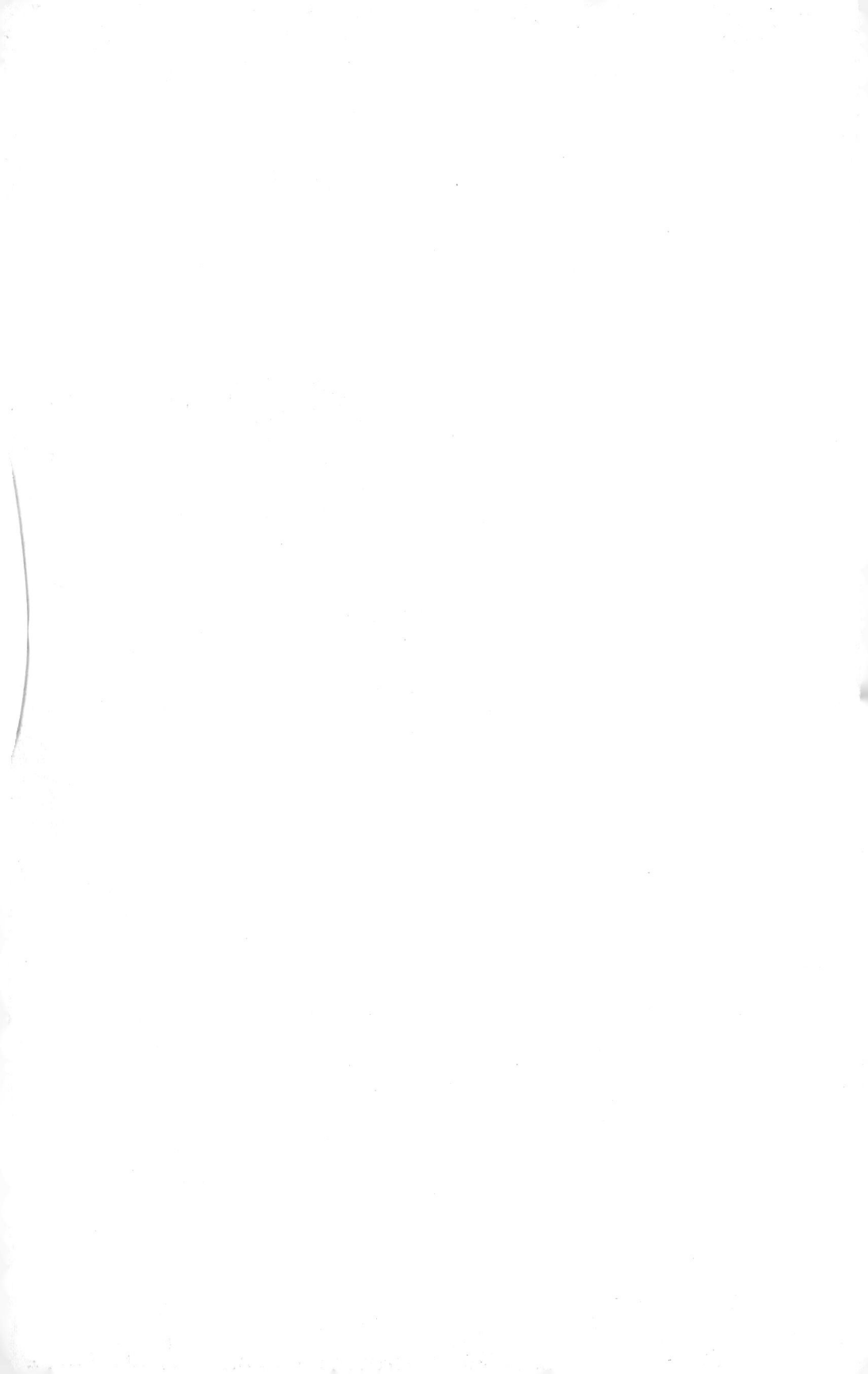